河出文庫

# 脳科学者の母が、認知症になる

記憶を失うと、その人は
“その人”でなくなるのか？

恩蔵絢子



河出書房新社

脳科学者の母が、認知症になる◉目次

## 5 感情こそ知性である

# 脳科学者の母が、認知症になる

## ——記憶を失うと、その人は〝その人〟でなくなるのか？

本文イラスト／野崎裕子

# はじめに　医者ではなく脳科学者として、母を見つめる

母親が六五歳でアルツハイマー型認知症と診断された。

母の異変に気付いてから、一〇ヶ月後のことだった。

認知症は、今のところ治《なお》す薬や方法がない。それゆえに、「もしも認知症だったら困る」と、母の病気の可能性を認められず、病院に行くまでに時間がかかってしまった。

「誰でも年をとれば認知症になる可能性がある」という知識はあったけれども、自分の母親にその疑いを持ったとき、この世の終わりかと思うくらいにショックだった。

脳科学者なのに、なにゆえこうなることを防げなかったのか、自分は一体、何のために脳の知識をこれまでつけてきたのか、と悩みもした。

だがひとたび医者の診断を受け、現実を受け入れ、戸惑いながら母と暮らしていくうちに、認知症は、治療はできなくても、やれることはたくさんある、ということに気付くことになる。

一緒に暮らしている脳科学者は、医者よりも、至近距離で患者に接することができる。医者が患者を診るように、第三者として「病気」に向き合うのではなく、脳科学者であり、もともとの母の性格をよく知っている娘だからこそ、気付く変化がある。私は、動揺しながらも、母の様子を観察して、どんな行動が現れ、何が原因でそのような行動になるのか、脳科学の見地から考えることを試みた。

日々母にはどんな変化が起きているのか、それは脳の仕組みから考えるとどういうことなのか、二年半の間、日記として記録し、考えていった。

母を「症例」として見るのではなく、徹底的に母という「個」に向き合うことによって、「認知症」という病いの普遍に触れようと試みた。「脳にどんな変化が起こっているのか」という視点から母の行為を観察し続けていくと、やがて不可解に見える母の言動も、脳の働きからすると自然なことに思えてくるようになった。

次第に記憶を失っていく母を記録する。それは「様々なことができなくなっていく」という事実に直面することでありながら、「母に残っているものは何か」を発見する過程でもあった。

客観的事実としては、認知症では記憶に障害が出て、新しいことが覚えられなくなる。今まで簡単にやっていたことができなくなる。状況判断が適切にできなくなる。認知症は、容赦なく人間の能力を奪っていく病気だと言える。

あんなに掃除も料理も完璧だった母が、何もしないでソファにうずくまっている。大好きだった合唱《コーラス》にも出かけようとしない。

何かができる／できないという視点で母を見ると、母が母でなくなっていくようで、怖かった。だが、母の反応の中にはまだ、変わらぬ母の姿もあった。

やがて私は、「母らしさ」とは、何かについて考えることになる。つまりこういう問いだ。

人は、以前できたことができなくなったとしたら、それは「その人らしさ」を失うことになるのだろうか？

その人の記憶こそが、はたして「その人らしさ」をつくっているのだろうか？

私は長年、脳の働きの中でも特に、感情を専門に研究してきた。それが認知症が「その人らしさ」に与える影響について思わぬ考察をもたらすことになった。

認知症は非常にゆっくりと進行する。失う過程がゆっくりであるからこそ、一つひとつの変化を意識することができ、またその変化に慣れる時間や、考える時間がたくさんあった。

その考察が本書である。

先に少しだけ言ってしまうなら、認知症になっても、母の母らしさは損なわれることはなかった。認知症はその人らしさを失う病いではなかったのだ。

この本が、認知症の理解に役立つことがあれば幸いである。

# 1

# 六五歳の母が、
# アルツハイマー型認知症になった

## 母が認知症になるはずがない

母が認知症になった。認知症というのは、ある日突然、その症状が出るというのではなく、徐々に徐々に変化が現れる病気である。

二〇一五年の桜が咲く頃、家から見える桜の木が毎年とても綺麗なので、「今年は友人たちを呼んでお花見をしよう」と、毎日観察してタイミングを見計らっていた。そんなある朝、母が二階の私の部屋に駆け込んできて、「絢《あや》ちゃん、今日は桜が満開！」と叫んだ。

寝ぼけ眼で桜を見に庭に出てみると、ある一本の枝だけは本当によく咲いていた。木全体としては、よく見積もって五分咲き、というところ。

「満開……かな?」私は庭で一人、ひゅうっと霧に包まれたような気がした。

それが認知症の始まりだったのかどうかはわからない。一番覚えているのは、母が後頭部に手をやる姿である。立ち止まり、「あれ……」と言って右手で後頭部を押さえ、はげしくぽりぽりと掻《か》く。いつからだったのだろう、少なくとも二〇一五年の一月頃には、それをよく見かけるようになっていた気がする。頭の中を、もやが下から満たしていって混乱しそうになるのを、手で食い止めようとするかのようだった。

困っているのだろうということは十分に見て取れて、「どうしたの?」と聞くと、「なんでもないのよ。なんだったかしらね」と母はごまかして笑った。私も、「何かが変だ」と不安が自分の心を満たしていくのをごまかしていた。母は一日のうちに何度も立ち止まり、頭を掻いていた。それでも私は、病院に行くようなことではないと何度も自分に言い聞かせた。

「まさか、自分の母親が」

「勘違いであって欲しい」

私は脳科学をやってきた。認知症とはどういうものか文献では知っていたし、治療は早ければ早いほど良いと言われていることも知っていた。しかし、自分にとって一番近しい存在の母親が、そうなるはずはない、と淡い期待を持っていた。結局、後頭部を掻く姿に気が付いてから、病院に行くのに、一〇ヶ月近く経っていた。

それは否定の時期だった。母は家事から仕事からなんでもてきぱきやりこなす人だったはずなのに、そうではなくなっていた。今までだったら簡単にやっていたことに戸惑っているから、「そんなことができないはずはないだろう」と私も父も、多分母自身も、理解ができなかった。「そんなのができないなんて、どうしちゃったの？」「なんでそんなことをしているの？」「なんでそんなに元気がないの？」と母のことをみんなで無意識に責めていた。

母の失敗は、怒る必要のある失敗ではなかった。たとえば、作業の途中に一瞬止まってしまうこと。味噌汁の大根の切り方は、恩蔵家ではずっと短冊切り《たんざくぎ》りだったのに、ある日いちょう切りだったこと。母が教えてくれたことのはずなのに、私がやっていたら「そんなことができてすごいわね！」と母が驚いたこと。そういう小さな、「ん？」が私たちを苛立《いらだ》たせていた。

私たちにとって、「母はこれからもずっと、今までと同じ人間である」ことは前提だった。その前提に当てはまらないことが起こって、「え？」「なんで？」と単純に反応してしまっていたのだ。

「変わってはいけない」「病気なんてあり得ない」というように。

「母はずっと母である」ということを、ある程度前提にしてしまうのは当たり前のことで、驚くのも仕方がないところはあったと思う。しかし、その前提は正しくなかった。おかげで母の元気はどんどん奪われて、笑顔がまったくなくなり、青白い顔で椅子にじっと座っていることが多くなった。

そしてときどき、「私の居場所はもうここにない」と口にするようになって、母が荷物をまとめ始めることすらあった。

「なんで急に出ていこうとするの？」「あなたたち、私を否定するじゃない」

私は生まれてからずっと実家暮らしである。二〇〇七年に大学院で博士号を取り、すなわち日本で受けられる教育を一通り受けてからは、ずっとフリーランスで、三ヶ月オーストラリアに留学してみたり、企業と一緒に脳科学の研究をしたり、翻訳の仕事をしたり、文章を書いたり、あっちへふらふら、こっちへふらふら、予定の定まらない生活をしてきた。家のことは全部母にやってもらって、自分の栄養、刺激になりそうに見える「外」の世界を優先した。料理、洗濯、掃除、買い物は一切放棄。「興味があることを徹底的に勉強して、それを全部活かして、いつか良い仕事をするんだ」と、漠然とした夢ばかりを見てきた。

しかし母の変化とタイミングを合わせるように、二〇一五年は、私の仕事にも変化が起こっていた。九月から半年、ある大学で毎週一回、脳科学の授業を海外からの留学生たちに向かって英語でやることになった。仕事上の一大チャレンジが来たと思った。別の大学で日本語では授業をしていたことがあったのだが、英語で、自分よりも英語の得意な「ネイティブ」に向かってやらなければならなくなったのだ。

英語力が足りなくてアドリブのきかない私は、毎週一人芝居のような台本を書き、それを全部覚え込んで披露する、という方法しか考えられなくて、準備に追われるようになった。その上、文章の仕事の依頼もぽつぽつと入ってきた。時間のやりくりはたいへんだったけれども、今まで親に甘えて勉強してきたことがやっと実り始めたのだと思ったし、今まで「あんた、仕事しているの？　なんの仕事なの？」と聞かれても、ろくな返事ができなかった私だから、今度こそ嬉しい報告ができると思った。

しかし、母に「大学で英語で授業をやることになったよ」と報告してみると、意外なことになった。「へえ、そう！　すごいじゃない！」と驚いてはくれたものの、毎週授業のある日になると、「今日はどこかへ行くの？」と聞かれて、「授業だよ」と言うと、「あんた、授業をしているの⁉」と聞き返され、一から説明をしなければならなかった。

両親にたっぷり甘えてきたのに、それがもしかして実るときには、母には永遠に覚えてもらえないということか。勉強して、私が自立して、親はようやく二人きりの楽しい老後。そうやって思い描いてきた人生プランが、このタイミングで破綻してしまってはかなわない。それで母の状態を見ないことにした。私は自分のことだけに集中したかった。

しかし母は、その年の秋にはもう料理をしなくなっていた。掃除もしなくなっていた。だから、私が部屋に閉じこもって仕事をして、夕飯時になりお腹が空いて居間に行っても、準備はできていないのだった。これまでだったら、正確な時計のように、一八時になると、「ごはんよー！」と呼ばれたはずだった。

コンビニ食や、外食が続いた。毎日のことだから金銭的に大丈夫なのだろうかと不安になるくらいだった。何より外に出かけるのは面倒で、母に、「今仕事が大変だから作ってくれないか」とお願いすると、「もう食べたじゃない」と現実でないことを言われた。食べたと言い張る母と、面倒になった私が、ご飯をあきらめたとしても、父はいるのであって、誰かが何かしら用意をしなければならなかった。「もう、ママ、しっかりしてよ‼」と私は何度も叫んだ。

しかし、事態はなんにも良くならなかった。やがて母は趣味の合唱《コーラス》の練習さえしなくなっていった。笑うこともなくなった。今日が何月何日か、夏か冬かもわからなかった。「母は病気だ」もう私の中でごまかしがきかなくなったのが、二〇一五年一一月。

今あの時を振り返ると、苦しさ、嬉しさ、全てが色濃く蘇る。この秋は、人生で一つひとつに味がするようになった秋である。私がようやく現実を見るようになった秋。

## 病院へ行く決断

それでも病院に行くのは怖かった。病気であることが外からはっきり決定されたとして、いいことは一つも残っていないような気がした。

自分の持っていた脳科学の知識に照らして、母は認知症だと思われた。認知症だとすると、完治させる薬は今のところない。なのに、病名だけ告げられて、どうしたらいいというのだろう？

夜になると、これから進んでいくプロセスを、悲観的に何度も頭の中で描いてはおびえていた。「人格が変わっていったらどうしよう？」「ひどい妄想が起こっていったらどうしよう？」「家族のこともわからなくなったらどうしよう？」「どれくらい私は母に対して自分の時間を使っていかなければならないのだろう？」「父は退職したばかりだし、これからようやく二人でいろんなところを旅行したり、ゆっくりしたり、全てが楽しくなるはずだったのに」とほぼ毎日布団の中で泣いた。

認知症について徹底して論文を調べてみるということもできなかった。ウィキペディアですら見ることが怖かった。一度は開いてみたのだが、「寝たきり」「死亡」「徘徊」という文字が飛び込んできて、その瞬間にパタリとパソコンを閉じる始末だった。自分の親に起こることについて、たとえば「平均余命」を冷静に調べることはできなかった。

　しかし、次から次へと、今までだったら起こらなかったはずのことが目に飛び込んできた。

　今までだったら、私が落ち込んで帰ってきたら、「なんかあったな」と一瞬で顔を見て気付いて、話を聞こうとしてくれたはずだった。しかし、今はまるで私に関心がないかのように、ぼうっとテレビを見つめて、居間のソファに座っている。

　母の友人たちからも、「何かちょっと変なことがあるのだけど」と言いにくそうに現実を突きつけられるようになった。彼ら・彼女らも遠慮してなかなか言い出せず、かなりの時間をおいたようだったが、現実の重さの方が優ってきたみたいだった。

「何かパニック障害みたいなことが起こっているみたい」と、趣味の合唱《コーラス》の練習に一緒に通っている友人は、母がいつもの駅で道がわからなくなりパニックを起こす様子を見かねて、私にメールをくれた。帰りの電車に乗っていても、外が暗いときは、「次はどこ？」「まだかしら」「通り過ぎてないかしら」「ここはどこかしら」と自分の降りる駅がわからなくて、不安で何度も尋ねるらしかった。この友人は、私に報告をしてくれながらも、「私も鬱《うつ》のようになった時期があるし、一時的なもので、そういう時期はみんなあるものよ。すぐに落ち着くと思うわよ」となぐさめてくれた。

　しかし、私には、パニック障害とは違う何かが感じられていた。母が母自身であるということに関わる問題が起きているように感じられた。

「どうしよう、アルツハイマーかもしれない」


脳科学をやっている友人たちに相談した。

彼ら・彼女らの意見はこうだった。

「アルツハイマー病の症状は、別の原因でも起きることがある。脳の血栓《けっせん》でも似た症状を示すことがあるし、だとすると命に関わるから、とにかく診てもらった方がいい。一時的な症状で治ってしまうものならラッキーだし、そもそも勘違いかもしれないし、本当に思ったとおりの病気でも、診てもらえば、できることがはっきりするよ」「やっぱりお医者さんの方が、科学者より、病気の治療に関してはプロだよ。治療法とか、薬とか、他の人の事情も聞けるかもしれない」

この友人たちに、もし自分の親だったとしたら、治療法がなくても連れていくかということも聞いてみた。

「治療法がないということと、やれることがないということは違うんじゃない？　それに、イメージと、実態は違うんじゃない？　とにかく確定させれば、見える風景は変わるはずだよ。そもそも、漠然と一人で考えているよりずっとましだよ！」

こうして背中を押されて、ようやく病院に行くことができたのだった。それまで私と父はまったく同じ気持ちだったと思う。これからどうなってしまうのか怖くて仕方がなかったし、父と私とが、母のことを「変だよね」と決めつけてしまうことにも抵抗があって、私は父に、父は私に、母についての疑問を口にすることができなかった。

しかしそれも限界で、私が「病院に行こう」と言うと、父は「そうだな、行こう」と言ったのだった。

## 診断結果は、アルツハイマー型認知症

病院は、何の病気でも同じようで、あいかわらず待ち時間が長かった。待合室で周りをきょろきょろ見回すと、車いすに乗っている人がいた。点滴を受け、担架《たんか》で運ばれて通り過ぎる人もいた。

たとえば、母が足が悪くなったり、内臓の手術をしたりで、車いすに乗る生活になっていたら？　生活はとても変わるだろう。私が家の仕事を引き受けることになっていただろう。記憶力や、認知力が衰えて家の仕事ができなくなる方が、体が動かせなくなってできなくなるより悪いのだろうか？　それどころか、もしなんらかの病気や事故で、急にいなくなられていたら？　認知症だからといって、深刻な気持ちになるのはなぜなのだろう？　認知症だからこそ悪いことってなんだろう？　少なくとも母

は動けるし、体は元気だ。違う病気でここにいる、あの人も、この人も、きっと「ああ、この状態でさえなければ良かったのに」と思っていることだろう。

それなら、頭の病気と体の病気に区別はないのかな？　病気にならない人はいない。誰もが誰もそれぞれに大変な思いをしているし、することになる。「大変」の量はきっと同じだから、認知症だからって特別に不幸に思わなくてもいいのかな？　しかし、母がこれから抱えていく「大変」は一体どういう性質のものなのだろう？　記憶って、知性って、一体なんなのだろう？　持っていたはずの脳科学の知識がどんどん小さく感じられていく。

病院のにおいは、消毒液と患者の発する恐怖のにおい。そんな話を聞いたことがある。それぞれの人の不安や恐怖でいっぱいの待合室で、私もぐるぐる考えていた。横に座った母は、「まだかしら？」「次は何番？」と、しきりに自分の受付番号票を確認していた。

結局その日は、「今日は何日ですか？」とか「ここにあるものを覚えてください」とかいう問題に答える記憶力、認知力のテスト、そして血液検査、脳の構造検査という風に、検査だけの日になった。次の日にもう一度、ＳＰＥＣＴという脳の機能検査をして、一週間後、診断名を告げられた。——母は「アルツハイマー型認知症」。

診断を聞いてみると、「やっぱりな」と思うだけだった。「もうどうして良いかわからない。絶対に病気だ」という段階になってから病院に行ったせいもあると思う。他の可能性がさっぱり消えて、「そうでしょう、そうでしょう」とむしろ気が楽になるような思いだった。母も、ぴくっと体をこわばらせただけで、「はい」と話をおとなしく聞いていた。

先生の言うことを端的にまとめると「治るわけではないが、神経細胞の伝達を良くし、保護して、進行を遅らせるには効果があるかもしれない薬がある。だから、その薬を飲む」「それ以外にはここで治療としてやれることはないから、体自体に良いことや、人生を楽しいと思えることを増やすしかない」。潔い病気だった。友人たちの言うとおり、ひとたび病名が明らかになれば、できることは決まったのである。

病院では薬をもらう。あとは、母がどんなことで困っているか、病院の先生が見られない生活の中で起きる症状をよく見て、どうしてなのかを自分で考えて、どうやったら母が楽しいと思うのか、改善できることをするだけだ。

母は、かつては一分だって落ち着いて座っている時間がないほど活発で、社交的な人だった。趣味もいっぱい持っていた。そんな人がアルツハイマーになるのだから、病気は無慈悲だということだ。「そんなにだらだらしているといつかボケるからね！」とか「ボケ防止に趣味を持とう！」とか、世間では自分がなんとかすればアルツハイマーにならないと思われているようなところがあるけれど、母のせいなどではなかった。人間にはコントロールできないことがあるのだ。

母は病気になったけれど、誰にも対策がわからないからこそ、もうこれからは良いと思うことを自分たちで考えて積み上げるだけなんだ。そう覚悟が決まった。今まで否定し、無視してきてしまったことを、ちゃんと見るようにすること。そうすれば何かしら発見があるだろう。それは私にできることだし、やれることは、これから先もずっとあるんだ、と思った。

認知症は、言われる前は、悲惨な将来を思い描くけれど、言われてしまえば、昨日の母と今日の母とが急に別のものになってしまうことなどなくて、今までの継続があるだけだった。突然何もかもができなくなるというより、認知機能はゆっくりゆっくり落ちていくのであって、時間はいっぱいあるのだった。

病名が付いて安心したのは、私だけではなかったようだ。

母は取り乱さず、ほっとした顔をしていた。実は初めて病院に行こうと提案したとき、母は「なんにも心配することはないわよ。変だったら自分が一番わかるはずだから、まだ大丈夫よ、放っておいて」と拒絶した。

しかし、その一方で母はある日、「おかしいのよ、絢ちゃん、聞いて」と頭を掻きながら夢の話をしていた。「昨日ね、変な夢を見たのよ。小学校の運動会でやったような玉入れをしているの。玉も、かごも、真っ黒なの。みんなで一斉にやっているのだけれども、私が真っ黒の玉を投げるとね、ひゅっとかごが下にズレちゃうの。みんながやると入るのに、私の場合だけ、いくらやってもかごが逃げて玉が入らないのよ。変でしょう?」——自分が言ったり、やったりすると、どうしてか的をはずしてしまう。一生懸命やっているのに、なぜだかいつも届かない。——表面上病気を否定していても、夢の中では、母は世界からの自分のズレをしっかり感じていた。

夢は自分にとっての盲点を示すと言われる。日中「私は病気ではない」「私は変じゃない」と意識がいくら打ち消そうとしても、漠然とした不安のようなものは本人の無意識の中に積もっていて、意識が鳴りを潜《ひそ》める夢の中では、それがはっきりとした形を取って現れるのだ。病気と診断されたのだから、もう自分の実情を否定する必要はなくなった。私にはそれが母をほっとさせたように見えた。

結果が出て、その「ズレ」に対して、みんながあきらめて、怒ったり、戸惑った顔を見せたりせず、「そういうズレが出る病気なのだ」と覚悟を決めたら、母はまた少し笑うようになった。

## 確率ゼロは、「絶対に起こらない」ではない

大学生のとき、ある先生にこんなことを聞いた。「確率ゼロは、それが絶対に起こらないということを意味するわけじゃない」。不思議なことを聞いたとしばらく忘れられないでいた。

「治る確率がゼロ」と言われたら、通常「絶対に治らない」という意味だと解釈する。しかし考えてみれば、それは事実ではない。

たとえば「確率六分の一」は何を意味するかというと、ホール・ケーキを六等分したうちの一つをイメージすれば良い。ここで重要なのは、「確率六分の一」と言われたら、ホール・ケーキのように、起こりうる可能性の全域が定義されていて、その六分の一だけが自分に当てはまる、ということで、つまり確率が計算できるのは、最初にホール・ケーキとして想定する文脈を区切っているからである。しかし、実際には、あることが起こる条件として、まだ誰も気付いていない文脈というのはあるかもしれない。

福島第一原子力発電所事故だって、「あの場所に建設しても大丈夫」と言われて建てられていたのだが、「大丈夫」とされたのは、ホール・ケーキに「一五メートルを超える津波がある」という条件がカウントされていなかったから。

条件を限ることで確率は計算できるのだが、自然は人間の想定をはるかに超えていて、人間に全ての条件を見つけ出すことは不可能である。だから、「確率がゼロは、『絶対に起こらない』を意味しない」。そして人間の体もまた、自然だ。

優秀な科学者は、全てを知っている人ではなく、知識に限界があることを知っている人だ。私は科学者なのに、母の病気で「治らない」という言葉に踊らされて、憂鬱《ゆううつ》になったり、苛立ったりしていた。私たち人間の知っていることは少ないのだから、「たかが確率ゼロ」と泰然としているべきだったのだ。

# 2

# アルツハイマー型認知症とは
# どういう病気か

アルツハイマー型認知症とは一体何なのか？　どんな症状が現れるものなのか？　何が原因なのか？

本人や家族は、一つひとつの症状を、どんな風に感じるものなのか？　本人や家族がやれることとは一体何なのか？　そういった、私たち家族の具体的な試行錯誤に入る前に、アルツハイマー型認知症についてこれまでにわかっている客観的事実をまとめておきたい。科学的にどこまでわかっていて、何が問題なのかをはっきりさせることで、病院に行くまでの私のような、無駄な恐怖を味わう必要はなくなるはずである。

認知症の種類、現在までにわかっているメカニズム、そして、治療法がないのはどうしてなのか。これら客観的事実を簡単に押さえ、まずはアルツハイマー型認知症の全体像がつかめるようにしてみよう。

## 認知症の種類

認知症と一口に言っても、実はいろいろな原因と、症状とがある。

認知症の中で最も多いものは、母と同じアルツハイマー型認知症である。しかし他にも、レビー小体型《しょうたいがた》認知症、脳血管性《のうけつかんせい》認知症などがある。これらは、「なんらかの認識に異常が起こる」という意味では同じ「認知症」なのだが、最初に冒される脳の部位が違うため、どういう認識に異変が起こるかが違う。

アルツハイマー型認知症は、初期に、記憶を司る「海馬《かいば》」の萎縮《いしゅく》が起こり、新しいことが覚えにくくなることが特徴である。

それに対して、レビー小体型認知症は、初期に、大脳皮質《だいのうひしつ》の中の「後頭葉《こうとうよう》」という、視覚を主に司る部位に問題が起こるので、主要な症状として幻覚が出る。つまり視覚認識に異変が起こる認知症なのだが、こちらは病気になってから何年も経っても記憶障害が現れないことがある。すなわち「認知症」だからといって、必ずしも記憶障害を伴うわけではないのである。

また、脳血管性認知症というのは、脳の中の血管が詰まったり、破れたりして酸素が送れなくなって、脳の中の細胞すなわち神経細胞が死んでしまうことから起こるものので、血管に問題が起こる脳部位によって、どんな運動機能、認知機能に問題が現れるかが変わる。こちらもやはり記憶障害が出るとは限らない。

これらアルツハイマー型認知症、レビー小体型認知症、脳血管性認知症は、神経細胞の死滅を引き起こす。死んでしまった神経細胞は元に戻らないから、一度なってしまうと完全に元に戻すことは、今のところ不可能な病気と言われている。

一方で、一時的な認知症というのもある。内臓機能の異常や、血管の障害、栄養不足などにより脳の血流がただ一時的に悪くなったり、慢性硬膜下血腫（硬膜と脳の間に血液が溜《た》まる）や正常圧水頭症《せいじょうあっすいとうしょう》（脳の中心に脳脊髄液《のうせきずいえき》が過剰に溜まる）で脳が圧迫されたりすることによって、一時的に認識に混乱が起こるのだ。これらは原因を取り除いてしまえば、すっかり回復する。

「なんだか変な言動が続く」ということがあっても、このようにいろいろな原因が考えられるからこそ、一概に治療の難しい認知症と決めつけず、早期に受診することが必要なのである。

## アルツハイマー型認知症のメカニズム

この本一冊で全ての認知症について考察することは難しい。この本は網羅的、かつ、客観的な認知症の教科書のようではなく、また、医者や看護師のように大勢の認知症患者に接して知り得た事実を書くのでもなく、家庭内で、他に代わりのいない大切な個人が認知症になったときに、その本人や家族に、脳科学がどんな助けを提供できるかということを書こうと思う。

医師は確かに「大勢の」認知症患者に接するが、「一人の個人」には、（少なくともアルツハイマー型認知症初期の患者に対しては）大体二ヶ月に一度という割合での診察だ。アルツハイマー病である「個人」にどのような問題が出るかというのは、二ヶ月に一度の診察では見づらいところがあって、おそらくその問題というのは、もともとその個人をよく知っている人が、脳科学的に探るべき問題なのである。

私はこの本を通して、母という「個人」が生活の中で示す具体的な症状から、認知症にアプローチしたいので、ここからの話はアルツハイマー病に絞らせていただくことになる。まずは、引き続きアルツハイマー病の客観的事実を押さえておこう。

アルツハイマー病は、脳にどんな問題が起こる病気なのだろうか？

アルツハイマー型認知症とは、ドイツの精神科医、神経病理学者のアロイス・アルツハイマーにちなんで付けられた名前である。一九〇七年に彼によって初めての症例（アウグステ・Dという名前の女性）が発表された。つまり、アルツハイマー病は発見されてからまだ一〇〇年少々しか経っていない病気なのである。

だからといって、それ以前にアルツハイマー病になった人間が一人もいなかったわけではない。しかし、それまではたとえば、お年寄りに変わった言動があっても、「錯乱」や「妄想」など、「精神病」として一つにくくられてしまっていたのである。

精神の病気と、脳という物質の病気とが結びつけられたのも、ここ一〇〇年少々のことであって、それまでは、かの有名な精神分析医ジークムント・フロイトの論のように、幼児期のトラウマが精神病を引き起こすと考えられたりして、精神の病気は、あくまでも精神の領域で対応されることが多かった。

そもそも生体の脳を直接に傷つけることなく研究する技術（MRIなど）が開発されたのは、ここ二、三十年のことである。アウグステ・Dも、夫に対する嫉妬という形で激しい妄想を抱くようになって精神科の病院で受診したところで、アルツハイマーに会い、彼が初めて彼女の示す特殊な記憶や言語の混乱のパターンに目を留めて、問題を脳の基盤に求めたのである。アウグステ・Dの死後に、ようやく「解剖」という形で、彼女の脳の切片を顕微鏡で細かく調べたら、確かに、通常の脳では起こっていない異変が見られたのだった。

アルツハイマーがアウグステ・Dの脳の中に見つけた主要な異変は①老人斑《ろうじんはん》と②神経原線維変化《しんけいげんせんいへんか》である。この二つが今でも、アルツハイマー病に関わる重要な因子として考えられている。

この二つは一体何なのか。簡単に言えば、「脳の中にできた消化不良の粗大ゴミ」である。

我々が脳を使うとゴミが出る。ゴミが出ること自体は悪いことではなく、通常この

図1】アルツハイマー病の要因——**老人斑と神経原線維変化**

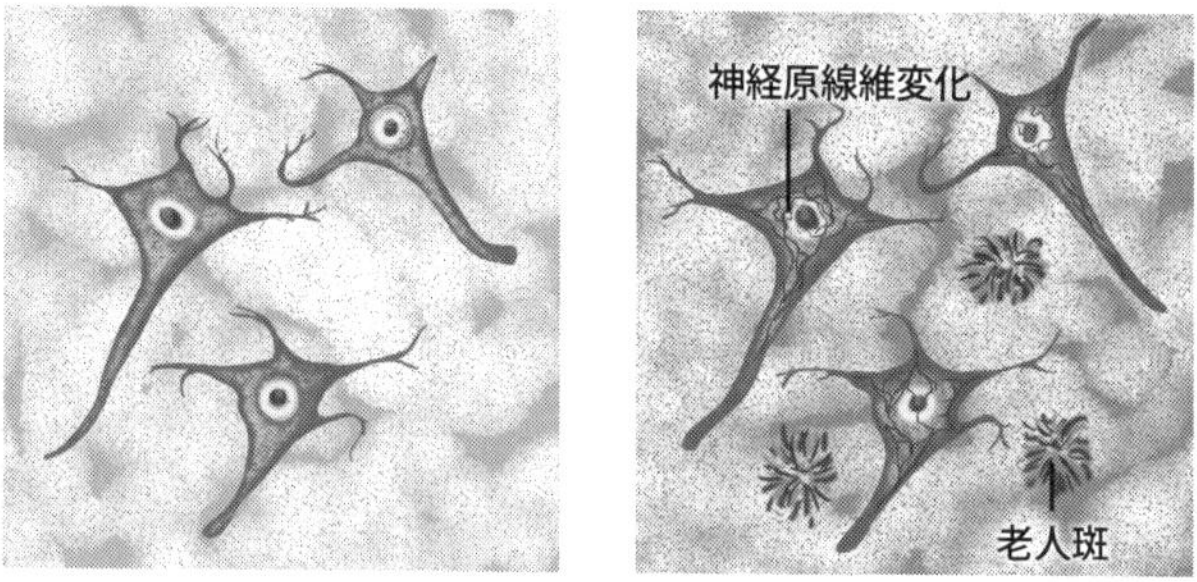


**正常な神経細胞**　　**アルツハイマー病**

**老人斑**：神経細胞と神経細胞との間に溜まってしまった異常なタンパク質「アミロイドβ」の集まり。細胞と細胞との間の情報伝達を阻害する。／**神経原線維変化**：神経細胞の中に溜まってしまった異常なタンパク質「タウ」の集まり。細胞中に栄養を行き渡らせる機能を阻害し、細胞自体を殺すに至る。

ゴミは分解されて、回収されて、再利用されることになっている。しかし、なんらかの理由で、どうしても自然には分解できないほどに、ゴミ同士複雑に絡《から》み合《あ》って大きく育ってしまうことがあって、それがこれら粗大ゴミなのである。神経細胞と神経細胞との間に溜まってしまった粗大ゴミが①老人斑（異常なタンパク質「アミロイドβ《ベータ》」の集まり）で、一つの神経細胞の中に溜まってしまった粗大ゴミが②神経原線維変化（異常なタンパク質「タウ」の集まり）である**（図1）**。

どうしてこれらが問題なのか

と言えば、老人斑は、細胞の間に溜まるものなので、細胞と細胞との情報伝達を阻害してしまうことになる。また、神経原線維変化は、細胞の中に溜まるゴミで、細胞の端から端まで栄養を行き渡らせる機能を阻害するから、細胞自体を殺してしまう。

アルツハイマー病では、主にこの二つにより、情報が脳内をうまく伝わらず、次々に細胞が死んでいくことから、脳の萎縮、そして、様々な認知障害、運動障害が現れることになるのである。

## どうして治らないのか？

老人斑や、神経原線維変化が脳内に溜まってしまうことが問題だとわかっているならば、それを取り除けば治療できるように見えるだろう。

実際、アルツハイマー病のはじめに老人斑が現れ、後から神経原線維変化が作られることから、元凶は老人斑ではないかという説があり、長い間、老人斑を取り除く薬の開発と臨床試験が行われてきた（老人斑は本人や周りの人が異変に気が付く何十年も前から溜まり始めていることがわかっている）。しかし、二〇一八年のはじめ、老人斑のもととなるアミロイドβを取り除いても、アルツハイマー病の進行は止まらないという研究報告が相次いで出た。

問題は思うよりも複雑だったのだ。老人斑だけでなく、老人斑として大きな塊《かたまり》になる前の、アミロイドβオリゴマーと呼ばれる状態でいるものが、神経細胞にとって有毒だという説や、神経原線維変化は老人斑とは関係なく作られることもあるから、タウも原因であるとする説、そして、老人斑や神経原線維変化以外の原因があるとする説などがあって、それぞれ研究が進められている。

結局、老人斑を形成するアミロイドβや、神経原線維変化を形成するタウがどんな風に絡み合って、アルツハイマー病と関連しているのか、真相がまだ闇の中だからこそ、治療法が確立できないのである〔二〇二一年に脳内のアミロイドβの蓄積を抑えることを目的とした「アドゥカヌマブ」が、米国食品医薬品局（FDA）により、医療用として初めて承認された——著者追記〕。

## アルツハイマー型認知症の進行

どのように老人斑、神経原線維変化ができ、認知症と関連するのかはまだわからないとしても、アルツハイマー病の一番のリスク・ファクターは年齢である。年齢が上がれば上がるほど、誰でもなる可能性がある。八五歳以上では二人に一人がアルツハイマー病になるとも言われる。年齢が上がると、異常なタンパク質の蓄積が増え、発症しやすくなると考えられる。

それから、神経原線維変化により細胞死がもたらされることは、今のところ確かである。

神経原線維変化により細胞死が起こるのは、まず、記憶の中枢「海馬」からであることがわかっている。それからゆっくりと時間をかけて、大脳皮質へと細胞死の領域が広がっていく。

それゆえに、本人や、近しい人たちが異変に気が付くのは、まず記憶の問題であることが多い。細胞死が起こる領域の拡大に伴って、記憶力以外に、言語力、問題解決力など、日常生活を送るのに必要な認知能力、運動能力が徐々に衰えていく。

アルツハイマー病が進行するということは、それだけ損傷する脳部位が増えるということで、結局、歩く、飲み込む、といった基本的な身体機能を司る脳部位にも損傷が起こり、最終的には寝たきりになってしまう。アルツハイマー型認知症患者の主要な死亡原因は、嚥下《えんげ》障害等で栄養がとれなくなり、肺炎などの感染症になってしまうことである。

アルツハイマー型認知症と診断された後の患者の余命は、四年から八年。ただし、二〇年もの時間を過ごす人々もいる。個人差が大きい病気だ。高齢者のかかる他の病気と比べて、長くゆっくりした進行をたどることが特徴である。

## 海馬と記憶

アルツハイマー型認知症の症状の進行の速さ、問題の起こる順序は、個人によって大きな差があると言われている。しかし、最初に記憶障害が現れるということは共通している。新しい情報が覚えられなくなってしまうのだ。

年をとると誰でも、脳が全体的に少しずつ萎縮するものなのだが、初期のアルツハイマー型認知症の人は、全体的な脳の萎縮に比べて、海馬の萎縮が著しく大きい。海馬だけが年齢不相応に縮んでいるのである。

海馬は、「今ここ」で起こっていることを長期記憶として蓄えるために重要な役割を果たす。一九五三年にてんかんの治療として海馬を含む内側側頭葉《ないそくそくとうよう》を手術で切除したHMという患者は、手術後てんかんは治まったものの、新しいことを覚えることができなくなってしまった。たとえば、数分後にはさっき聞いたこととまったく同じことを聞き始める。新たに人に出会って、名前を言い合って数分親しく話をしたとしても、次の日には「やあ、はじめまして」となってしまう。HMは手術を受ける何年も前に体験したことは覚えていたのだが、手術後に起こったことを脳に定着させることができなかった。

海馬が傷つくと、既に蓄えられていた記憶は消えないが、新しいことが定着できなくなる（ただし無事なはずの「既に蓄えられていた記憶」の中でも、直近の過去数年分の記憶は思い出しにくくなる可能性がある。これを逆行性健忘《ぎゃっこうせいけんぼう》と呼ぶ。直近のものはまだ脳内への定着が完全に終了していないために、海馬の損傷により影響を受けるのだと考えられている）。海馬は「記憶の中枢《ちゅうすう》」と言われるが、記憶の貯蔵庫ではなく（今のところ貯蔵庫は大脳皮質であるとされている）、貯蔵する際に必ず使われる部位なのである。新しい出来事は、海馬を通ることで、大脳皮質に蓄えることができる形に変換される（このプロセスを「エンコーディング」と呼ぶ）。

加齢により、誰でも多少は記憶力が衰えて、複雑なことは何度もやらないと覚えられず、新しい学習がおっくうになることがあるが、アルツハイマー型の記憶障害は、ごく簡単なことですら、新しいことが覚えにくくなるところに特徴がある。これは海馬の損傷のためである。

また、海馬は、大脳皮質に蓄えられている記憶を呼び起こそうとするときにも使われる（このプロセスを「リトリーブ」と呼ぶ）。海馬が損傷しても、記憶は大脳皮質という別の場所に保存されているのだから、記憶自体が消えてしまうことはないのかもしれないが、その記憶にうまくアクセスすることができなくなる。それゆえに昔の記憶が「思い出せない」という現象も起こることがあるのだ（図2）。

図2】記憶の仕組み——**海馬と大脳皮質**

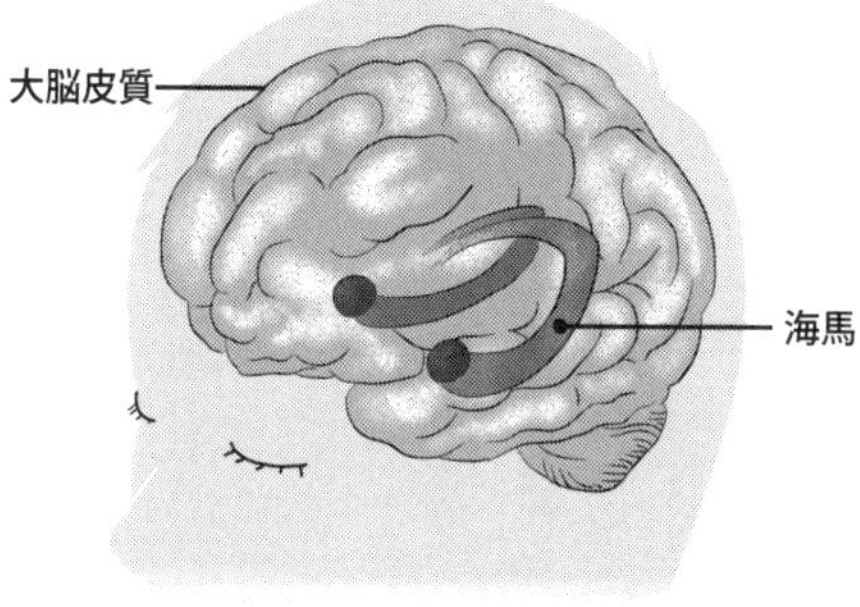


「記憶の中枢」海馬は、記憶の貯蔵庫ではなく、記憶は大脳皮質に蓄えられている。海馬は、新しい出来事を大脳皮質に蓄えられる形に変換する（エンコーディング）ときにも、大脳皮質から記憶を取り出す（リトリーブ）ときにも使われる。

アルツハイマー型認知症の初期の具体的な症状を挙げると、新しいことが覚えにくくなるので、今日あったことをうまく説明することができなくなる。また、その場で誰かと約束をしても、覚えていられないので、すっぽかしてしまうことが多くなる。新しいことが脳に定着できないため、今目の前で展開されている会話の流れもうまくつかめなくなって、コミュニケーションが成立しにくくなる。また、何かしようと思って席を立ったが、何のために立ったかがわからなくなるなど、目的の遂行が難しくなる。「今ここ」の状況がしっかり把握できないので、物事の整理ができなくなる。判断力が低下する。そのため料理や掃除といった、今まで簡単にやっていたはずの仕事ができなくなる。また、今がいつなのか、自分が今どこにいるのか、という認識（これを「見当識《けんとうしき》」と呼ぶ）にも混乱が起こる。くり返し同じことを言ったりやったりする。さらには、忘れたことを忘れてしまうので、自分の症状を正確に把握することが難しく、「自覚」という面にも問題が出る。

これらは海馬依存の症状である。これらの症状には、本人も、正確には把握できなくても「何かがおかしい」という形で戸惑っており、感情的な不安、鬱症状が出やすいことも知られている。

## アルツハイマー型認知症の困った症状

アルツハイマー型認知症の困った症状として、よく言われるのは「攻撃性」や「徘徊」である。これらは、海馬の細胞が永久に傷つくことによる上述の記憶障害、見当識障害、理解力障害、判断力障害などの「治らない」症状とは違って、「周辺症状」と呼ばれるものである。意外なことに、これらの症状は緩和が可能であるとされている。

たとえば、「攻撃性」では、アルツハイマー病が進行して、大脳皮質の中で、感情の抑制に関係している「前頭葉《ぜんとうよう》」がひどく損傷してしまえば、衝動を抑えられなくなり、緩和の難しい攻撃性が出る場合もあるのは事実である。しかし、実は、このような前頭葉の損傷によるよりは、海馬の損傷により「今ここ」のことを覚えられないせいで、何をやるにも助けを求めなくてはならず、自立した生活ができなくなり、患者の自尊心が保てなくなることから現れる攻撃性の方がずっと多いのだ。「いつも失敗してしまう」「人に迷惑をかけている」「人の役に立てない」「人から感謝してもらえない」と思えば、自信を失って、苛立つのは当然である。

また、周囲の人間も「なぜこの人はこんなこともできないのだろう」「なぜこんなことまで忘れてしまうのだろう」と本人と同じように戸惑うので、もしもそれを本人にそのままぶつけてしまえば、本人は余計にやり場のない思いを抱えることになる。アルツハイマー病では、お互いを尊敬し、いたわり合うことがとても難しくなることがあって、それが攻撃性の原因になっている。

すなわち、ミスをしても、できないことが増えても、人間が人間として尊重され、感謝される、そのような状態を作ることができれば、攻撃性は和《やわ》らげることができる。

また「徘徊」も、様々な原因があるが、攻撃性と同じように、自分の役割、自分の居場所を感じられなくなることが大きな原因であると言われている。「ここには自分ができることがない」「必要とされていない」「何か自分にできることが他にあるのではないか」と不安や焦燥感から外へ出て、あてどなく歩き回り、結局帰る道が見つけられなくなってしまうのだ。徘徊もまた、本人に安心感を与えられるかどうかが鍵になる。

つまり、脳の損傷はどうにもできないが、それで何かができなくなって落ち込んだり、不安を感じたりしている、その感情面のケアはできるのであって、それにより改善されることがあるのだ。

## 現在の治療法

二〇一八年現在、アルツハイマー病の原因がよくわかっていないこともあって、根本的に治療できる薬はない。つまり、今のところアルツハイマー病を治すことはできない。では、病院で出される薬というのは、一体何なのか。——症状の進行を遅らせることを期待して認可されている薬である。

日本では現在、四つの薬が使われている。これらはいずれも、脳の中の神経伝達物質（神経細胞と神経細胞の間で放出される化学物質のこと。脳の中の情報伝達は、電気信号と、この化学物質によって行われている）の働きに作用して、脳のネットワークの情報伝達効率を良くしようとするもので、大きく分けて二種類がある。

　まず一つは、アルツハイマー病の脳では、神経伝達物質のアセチルコリンの濃度が不足することが知られている。それゆえに、アセチルコリンを増やすことを目的として開発された薬（商品名：アリセプト、イクセロンパッチ、レミニール）である。

　そしてもう一つは、アルツハイマー病の脳では、神経伝達物質のグルタミン酸が、神経細胞の間で異常に増えてしまうことが知られており、グルタミン酸を受け取る受容体が常に刺激され続けてしまう問題がある。そのためその受容体に対して、グルタミン酸を過剰に受け取らないように遮断する働きをする薬が開発されている（商品名：メマリー）。

　どうしてこれらの神経伝達物質が不足したり、過剰になったりするのかということは、明らかになっておらず、あくまでもこのような現象があることを踏まえて、対処した薬である。これらの薬が本当に症状を止めたり遅らせたりできているのかということに対しては、疑問符が付いている。実際、フランスの保健省は、これら四つの薬に対して十分な効果があるとは言えないと判断し、二〇一八年八月から医療保険の適用外とすることに決定した。しかし、アルツハイマー病の発症の機構が明らかになっていない以上、関連して起きている問題に、貼れる絆創膏《ばんそうこう》を貼っていくしかないという状態である。

　また、私の母がかかっている病院では紹介されなかったが、実は、薬以外で奨励されている治療法もある。運動療法、音楽療法、回想療法などである。

運動療法とは、定期的に体を動かすことで良い効果を期待する方法で、たとえば週に三回ほど運動している人たちは、それ未満の人たちよりも、アルツハイマー病になる確率が低いことが明らかにされている。また、ハツカネズミの実験ではあるが、運動をすることにより、アミロイドβの分解が進み、老人斑が減ることも示されている。すなわち、運動は、アルツハイマー病の進行を和らげる効果が期待できる。

しかし、音楽を楽しむことで心身をリラックスさせるという音楽療法や、大事な思い出について話し合ったり、写真や物を見て思い出すことを一つひとつ他人に語ったりする回想療法については、アルツハイマー病の「進行」に対して効果があると科学的に示すデータはない。ただし、音楽療法は、アルツハイマー病に付随した、不安、鬱、無気力など、「感情的」な問題に対しては少なくとも有効であることがわかっている。どんなに認知機能が衰えても、音楽に合わせて体でリズムを取るなど、音楽自体を「楽しむ」ことは可能で、その人の生活の中に楽しい時間が少しでもあるということが「心の落ち着き」につながると考えられている。

その意味では、回想療法も、思い出を語り合い、他人とコミュニケーションを取ることで、アルツハイマー病に伴う「孤独感」を減らすことができる。また、大事な記憶を思い出すことによって、昔とのつながりが感じられて「安心感」を味わったり、その記憶の中で感じていた様々な感情が蘇ってきたりする。記憶力の改善は期待できないが、残っている古い記憶を使って、ポジティブな感情を活性化できる可能性があるのが回想療法である。

## その人が「その人」でなくなるとはどういうことか

脳の損傷は薬で治すことができないが、感情面のケアはできる、というのがここまでの結論である。しかし、まだ一番の問題が残っている。

アルツハイマー病の本人、そして家族、友人が、最も不安に思う問題は、「その人がその人でなくなっていくかもしれない」という、人格にまつわる問題であろう。

記憶に問題が起こり、状況の判断ができなくなり、その人が今まで当たり前にやっていたことができなくなる。その人だったら覚えているはずの大事なことを忘れ、その人だったらやらないはずのことをやる。――たとえば、整理整頓が好きだったはずの人が、できなくなって、部屋を散らかすようになる。「あんなに綺麗好きだったのに、なぜ?」周りの人に、あるいは本人にも、そういう気持ちが湧《わ》いてしまうのは当然のことだろう。

「母は、母でなくなっていってしまうのだろうか?」

私にとってもそれが一番の恐怖だった。

現段階で言えるのは、先に「攻撃性」の節で見たように、脳の前頭葉が損傷してしまえば、人格が変わる可能性はある。しかし、そのようなことは、もしも起こるとしても、アルツハイマー病では、大分進行してからである。だから、少なくとも初期のアルツハイマー病患者、そしてその周囲の人たちが戸惑っているのは、本当にその人の人格が変わってしまったからではなくて、まず海馬の問題により、ただ「できない」ことが増えるから、今までの「その人」ではないように「感じられる」ということなのだ。

たとえば、料理の得意な人が料理ができなくなる、大工さんが大工仕事ができなくなる、それは、その人らしさが一つ消えたということにはなるのかもしれない。だが、「何かができる／できない」と「その人らしさ」は、本当にイコールなことだろうか？

次章からは、生活の中で見られる母の変化を具体的に描きながら、この問題について考えていきたい。

# 3

# 「治す」ではなく「やれる」ことは何か——脳科学的処方箋

母には生活の中で具体的にどんな症状が現れているか？

たとえば、母と一緒に台所に立っていて、私は洗い物をしながら、横目で母の行動を窺《うかが》っている。味噌汁を作るために、鍋《なべ》に味噌を溶くように頼んだばかりである。母は適量をすくって鍋に入れた。ああ、よし、ちゃんと味噌を溶いたな、と安心して、洗い物に集中しようとした瞬間、「ねえ、味噌は入れたの？」と母は私に聞いてくる。鍋の中のちゃんと茶色い汁物を目の前にしながら。

たとえば、母と一緒に食卓に着いていて、一緒に作った夕飯を「おいしいね」と食べている。その日やらなければならなかった仕事も、家事も終えて、ようやく安心できたと思ったその瞬間に、母は「あれ？　ちびちゃんたちはもう寝たの？」と聞いてくる。うちには、父と母と私、そして結婚して出ていった兄だけしか、もともといないというのに。小さな子供がいたとしたら、私と兄が小さかった頃ということになる。

そんな言動に接してぎょっとしない人がいるだろうか？

これが二〇一八年現在の、私の母の状態である。アルツハイマー病と診断されてから二年半が経った。この章では、まず、この二年半の間の母の具体的な言動を記して、どうしてこのような言動が現れるかという脳科学的考察をしてみよう。認知症の方が身近に居ない方にとっては、実際のありようを知っていただくことができるように。認知症の方、その家族、友人の方にとっては、脳の仕組みを理解することによって、その不可解な言動にも理由があることがわかっていただけるように。また、私たち家族は、どんな対応をして、母はどう変わったか、ということも書いていこうと思う。その記録が一つの処方箋となるように。

## 海馬の萎縮がもたらすもの

アルツハイマー型認知症を完治させる薬は今のところない。しかし、進行を遅らせることができるかもしれない薬はある。その薬は、病気をこれ以上悪くしないためのほぼ唯一の選択肢なのだから、それは取ろうと考えて、飲んでもらうことにした。そして、病院で「アルツハイマー病」の診断が下った直後、私は帰りの車の中で他に何ができるだろうかと考えていた。「治す」ことにつながらなくても、「やれる」ことはたくさんあるのではないだろうか？

病院の脳の検査で、母の状態についてわかったことは以下の二つ。

①他の脳部位に比べて、海馬の萎縮が大きい。
②大脳皮質の後頭頂皮質《こうとうちょうひしつ》の活動が悪くなっている。

アルツハイマー型認知症の典型的な脳の異変だった。

①のように、アルツハイマー病で最初に海馬に萎縮が見られることは、第2章で述べた。②の後頭頂皮質はどうかというと、もともと海馬と後頭頂皮質は、密接につながり合っていて、「デフォルト・モード・ネットワーク」と呼ばれる回路を組んでいる（**図3**）。だから海馬に問題が起これば、後頭頂皮質の働きが落ちても不思議ではなかった。実際、海馬のダメージに伴って、後頭頂皮質以外の部位の活動が落ちる人もいるが、最も典型的なのが、後頭頂皮質だと言われている。

「デフォルト・モード・ネットワーク」というのは、集中しているときよりも、休んでいるときや、リラックスしているときの方が活動が高い脳部位が組んでいるネットワークのことである。

頭は集中して使えば使うほど活性化すると思われているかもしれないが、実はそうではない。集中すればするほど活動する領域はもちろんあるが、休めば休むほど活動する領域もあるのである。では、休んでいるときに一体脳が何をしているかというと、主に記憶の整理だ。

集中しているときに起こったことを、休んでいるときに整理する。「この出来事は

図3】デフォルト・モード・ネットワーク――海馬と後頭頂皮質

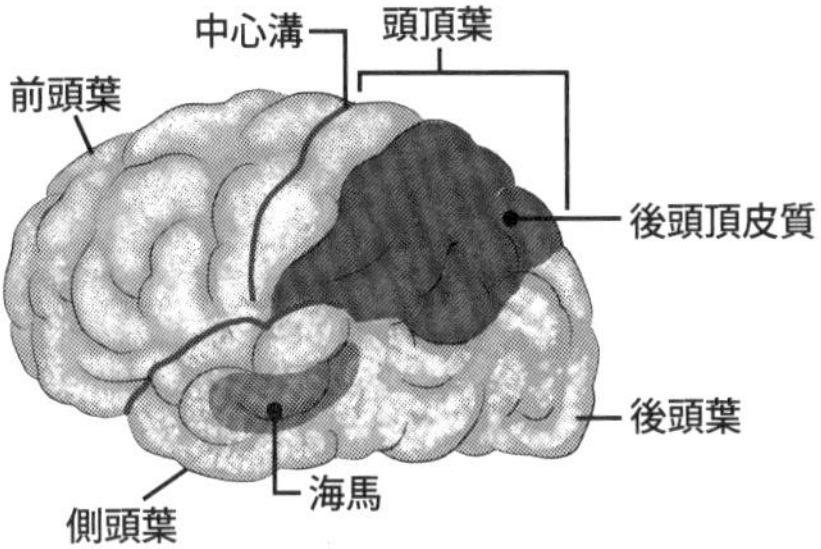


デフォルト・モード・ネットワークは、脳が休んでいるときやリラックスしているときに記憶の整理をしている。海馬と後頭頂皮質もその一部を担う。

昔やっていたあの出来事に似ているから、これとあれとを結びつけておこう」とか、「これは以前にも経験したことだから、生きていく上で重要なものとして保存しよう」とか、「これは今までに一度も体験したことがないことで、今のところよくわからないことだから、このままここに置いておこう」とか、眠っている間、休んでいる間だからこそ、経験の整理整頓ができるのである。集中することも大事だが、休憩も、脳は同じくらい必要としている。

眠る時間もなく課題に取り組んでいる人は、生産的なようで、意外と効率が悪いことが知られている。それは新しい経験が次々に積み重なっていくばかりで、経験と経験との間になんらかの関係性を見出したり、重要なものとそうでないものとを分けたり、整理整頓をする暇がないからだ。

お風呂に入っているときや、朝起きた瞬間に、「あ！」と、大きなひらめきを得たり、普段抑圧していた、昔自分がしてしまった恥ずかしい振る舞いの記憶が蘇ったりしたことがないだろうか？　それは、お風呂や睡眠でリラックスしたことでこのデフォルト・モード・ネットワークが活性化して、経験と経験とがつながり合ったり、意味のある古い記憶が呼び起こされたりしたからなのだ。

後頭頂皮質や、海馬は、この整理整頓に重要な役割を果たしているわけである。母は、このデフォルト・モード・ネットワークがうまく働いていない、とわかった。それは、現実の刺激がむやみやたらと頭に入ってくるばかりで、記憶の整理整頓ができておらず、実質的に何か意味があることをつかみ出しにくい状態になっているということである。

それでは何かやろうと立ち上がっても、空回りするばかりになるだろうし、空回りが続けば、自信を失って、何かやろうという意思自体を持つことをやめてしまうかもしれない。実際、母は、今まで好きだった合唱《コーラス》の練習を自発的にすることも、料理をすることも、やめてしまっていた。

## デフォルト・モード・ネットワークを活性化させるには

そもそも、母はソファに座ってばかりいるようになったのだから、「休んでいる」時間はとても長い。デフォルト・モード・ネットワークは、「休んでいる」ときに働く脳のつながりのことだから、座ってゆっくりしていれば、活動は高まるはずなのに、どうして低くなってしまっているのだろうか？——見た目には休んでいても、心は不安や心配事でいっぱいで、母の頭の中は忙しいのかもしれなかった。それでは何らかの課題に集中しているのと変わらない。

では、デフォルト・モード・ネットワークを活性化させるためにはどうしたらいいのだろうか？

私に「やれること」はまず、これを考えることだと思った。

たとえば、デフォルト・モード・ネットワークを活性化させるのには、ぼうっと散歩をすることはとても良いと言われている。

何か特定の問題を抱えて、どうしたらいいだろうかと、考え込みながら、心をいっぱいにして歩くのではなく、何も考えずに、何も持たずに、ただぼうっと歩く。そうしていると、「あれ？　ここにはこんなものがある」「こんな花が咲いている」「親子があんな風に楽しそうに歩いている」と、街の中でも、自然の中でも、外にある物事

について たくさんの気付きが起こる。そういう外の世界の気付きが、意外なことに、「あれ？ そういえば、自分にも昔こんなことがあったな」「そのとき自分はこんな風に感じていた」というように、昔の出来事を思い出させ、内面的な気付きをもたらすきっかけにもなる。

歩いているとどんどん景色が変わり、目や耳や鼻、皮膚、そして足や手の筋肉からいろいろな情報が脳に飛び込んでくる。だから、ぼうっと歩くことは、何もしていないといっても、座ってじっとしているのとは全然違って、知らず知らず適度な刺激を受けてリラックスできるのである。それゆえに、デフォルト・モード・ネットワークが活性化し、記憶の整理整頓ができる。座っていたら、自分の心配事ばかりにとらわれてしまうかもしれないが、その心配事から気を逸らしてくれる刺激が外にはたくさんある。「何か特別なことを考えろ！」と自分で頭に命令しないで、そういう外から自然に飛び込んでくるものにまかせていると、ちょうど良い具合に無意識が刺激されて、リラックスして、人生で起こった様々な思い出が蘇ってくるのだ。

驚くべきことに、歩いていて、勝手に思い出されることに注意を向けてみたら、自分の人生で起こったありとあらゆることが思い出せていた、とイギリスのヴィクトリア朝時代の科学者であり探検家でもあったサー・フランシス・ゴルトンが報告している（詳しくは第3章「記憶は取り出せないだけで、全部残っているのか」98ページを参照）。これこそ、デフォルト・モード・ネットワークの活性化である。

それでまず、母は歩いたらいいのではないかな、と考えた。歩くことは、運動療法とも言えるのであって、前章で書いたように、運動はアルツハイマー型認知症に対して一定の効果が期待されている。それに、もしも、アルツハイマー病に効かなかったとしても、運動は、体全体にとって悪いことはない。血の巡りが良くなって、健康になる。すすめてみると、さっそく父と母とでほぼ毎日散歩に出るようになってくれた。

この二年半の間、母のアルツハイマー病の症状について、特別何が治った、ということはないけれど、二人の散歩は、ずっと続いている。どうやら気持ちが良いらしい。「気持ちが良い」と感じる時間が毎日あるということは、十分大事なことだろう。二時間くらい毎日、あっちを歩いてみよう、こっちを歩いてみよう、とその時々の気分を大事にして、二人で歩いてくる。ソファに座るばかりで「何かをやりたい」という意欲が低下していた母が、歩くことが気持ち良くて、「散歩をしたい」と思うようになったのだ！　母は、毎日、父がゆっくり支度をしていると、「早く行こう」「まだ行かないの？」と急《せ》かしている。

さらに、散歩をし始めてからすぐ、母の友人にはこんなメールをもらった。「なんだか前よりも安心しているみたい。『主人が退職してやっと最近、二人でゆっくり散歩ができるようになって嬉しいの』と言っていたよ」

歩くという運動で健康状態が良くなること、などの前に、デフォルト・モード・ネットワークが活性化されること、やる気が出ること、父と一緒に居られることが母にとってはなによりも報酬だったのだ。二人は今まで支え合って生きてはきたけれど、一緒に同じことをやって、一緒に時間を刻むことはそんなになかったのかもしれない。異常なタンパク質であるアミロイドβやタウが脳に溜まるのを止めることはできなくても、確かに、母にとって幸せな瞬間を作ることはできたのだ。

## 記憶を補えば、母ができることは増えるか

そしてもう一つ病院の帰りに思いついた、私に「やれること」があった。母は、海馬の問題や、デフォルト・モード・ネットワークの問題で、今現在のことが脳内に定着しにくく、記憶の整理がしにくいために、自分が置かれている状況の意味がうまくつかめなかったり、判断がうまくできなかったりする。それならば、母が自分で判断する代わりに、私や父が、母の横に立って指示をすれば、母はできることが増えるのではないか?

どういう意味かというと、こうである。母は、料理など、味噌汁を作ろうと思って、

大根を刻み始めたのはいいけれど、なんのために刻んでいるのか途中でわからなくなる。なんのためにあっちでお湯を沸かしているのかもわからない。自分が何をやっていたのかが思い出せない。今何をすべきかわからない。——それは想像してみるに、不安に突き落とされることだ。だから料理をしたくなくなってしまったのかもしれない。

それならば、なんのために大根を刻んでいるかわからなくなったら、「味噌汁のためだよ」と横で誰かが言えば、最後まで作ることができるのではないだろうか？　判断役を誰かが引き受ければ、母は料理をすることができるのではないか？　と考えたのである。

海馬の働きが悪いせいで、直近の目的「大根を刻むこと」は覚えていられるけれど、数十分後に叶うはずの遠い目的「味噌汁を作ること」は覚えていられない。それならば、「味噌汁に大根を入れるのだった」と母が思い出せる指示をくり返し私が出せば良い。

母は野菜を切る能力など、一つひとつの料理能力を失ってしまったわけではない。それらをうまく組み立てることができなくなってしまっただけだ。今持っている力まで、「判断力の低下」や「不安」によって捨てなくても済むように、なるべく私が一緒に台所に立とうと思った。

何かをやりはじめた瞬間にもやが頭をおおう、それを晴らす役割を、横に立って私が引き受ける。母が料理をできなくなったことよりも、私が今までまったく料理してこなかったことの方が問題だという言い方もできるのであり、私にとっては、料理を教えてもらういいチャンスになる。

まずは、父との歩きの時間、私との料理の時間。

今までやってこなかったことを取り戻す、また、これからそれぞれに生きていく力を付ける、いい時間になると思った。父と母は、一緒に散歩をして二人の時間を取り戻し、私は母から、これから生きていくために必要な料理の技術を覚える。母はソファに座っているばかりでなく、「できること」を増やしていく。

実際、母はソファにずっと青白い顔で座っている状態からは少しずつ脱出していった。私が出かけるときなど、「雨が降りそうだから傘を持っていきなさい」「寒そうだから上着を持っていきなさい」と、昔のように、いちいち世話を焼くようにもなっていった。私が風邪を引いたときには、積極的に面倒を見ようとして、おかゆまで一人で作れたことがあった。安心したり、自信を取り戻したりしたことで、周りへの興味を持てるようになり、母親であろうとしなおしているように見えた。

散歩と料理は、母に対して、「アルツハイマー型認知症という病気になったけれど、私たちは変わらずあなたと一緒に歩いていくよ」というメッセージになったのかもしれない。母の「できなさ」は、不安や鬱から来ていたものでもあったのだ。

## 母の日常を観察する

こうして私と母は週に三回は一緒に夕飯を作るようになっていった。

確かに母は、私が指示をすれば料理ができた（私が風邪でダウンするなど、緊急になれば力が湧いてくるようで、一人でも料理をしてくれることがあった）。普段は、メニューを決めるのは私である。「何が食べたい？」と聞いても「何が良いかしらねえ」と言って、母からアイディアは出ない。判断するのは相変わらず苦手なのである。しかし、メニューが決まれば、積極的に手伝ってくれる。料理中も「これは何に使うの？」「何を作っているの？」と何度も同じことを聞かれ、指示が必要だが、それは海馬に損傷がある以上仕方がないことであり、これはむしろ「作りたい。だからどうしたらいいのか教えてほしい」という積極性の表れなのだ。

以下、二年半の間母と一緒に料理をしていて、また、一緒に食卓を囲んでいて、起こったことを詳細に見ていこう。その中には、母の問題もあれば、私の問題もあった。

そして、具体的な出来事を眺めた後で、どうしてそのような問題が起こるのか、脳科学の知見に照らして考察しよう。

## (1) 得意料理が作れない

私は、できることなら、全てが失われないうちに、母の料理を受け継ぎたいと思った。

母の得意料理として、すぐに思い浮かぶのは天ぷらと茶碗蒸《ちゃわんむ》しだ。母の天ぷらは家族の誰からも愛された。私が小学校のときに他界した父方の祖父も、「おまえの天ぷらはうまいなあ」と毎回褒めていたのを覚えている。当時、仕事で忙しかった母を心配して、母方の祖母がうちにときどき料理を届けてくれることがあったのだが、それが天ぷらだと、「やっぱりおまえの方がうまいなあ」と、せっかくの親切が流されてしまうほどだった。

家族みんなが好きだった母の天ぷらを受け継ぎたい。それで「天ぷらを作ろう」と母を誘って、作り方を観察した。

「天ぷら？　いいわね！」と言って母は積極的に作業を始めた。私が何も指示しなくても、聞き返すことなく作業を進めていった。結局私は見ているだけで、全て母自身がやった。それも、この時だけでなく、天ぷらのときはいつもそのように運んだ。自信があるものについては、極めて自然に進むのだ。

アルツハイマー病は、やはり、少なくとも初期だったら、たくさん覚えていることがある。

天ぷらのときは、そんなわけで私は実際には手を動かしていないので、母の味を引き継げたかどうかは疑問だが、作り方だけは記憶できた。天ぷらは油をたくさん使うから、日々のローテーションに入れるのは難しいけれど、私が横に立ち、母が最初から最後まで一人でやる、私と母の特別料理の一つになった。

しかし、残念ながらもう一つの得意料理の茶碗蒸しは、違う経過を辿った。どうして受け継げなかったか、思い出せる会話をここに書いて、考えてみよう。

天ぷらのときと同じように、「茶碗蒸しにしよう」と私が提案すると、「いいわね」と母は最初元気よく言った。

「茶碗蒸しって難しい？」

「簡単よ」

「じゃあ一緒に買い物に行こうか」

「じゃあ何を買うか書きましょう」

そして「卵」と母は元気よく書いた。

「そうだね。基本は、卵とだし汁だけって考えて良いの？」

「そうよ」

「だし汁って、あの、顆粒《かりゅう》のだしの素を使って平気なの？」

「平気よ」

「具は？　ママが昔入れてくれていたのは、椎茸《しいたけ》。鶏肉。三つ葉。蒲鉾《かまぼこ》。それにほうれん草くらいかな？（銀杏《ぎんなん》は難しそうに見えてあえて省いた）」

「そのくらいでいいわね」

二人でお店に行くと、母が率先して買い物かごを腕にかけた。メモを見ながら、行きつ戻りつ、なんとか完了した。そして家の台所に戻る。

「先に具から刻もうか。ほうれん草はゆでておくの？」

「そうね」

「鶏肉はお酒やみりんに浸しておく？」

「そうね」

「じゃあやっておくから、蒲鉾と三つ葉と椎茸を刻んでくれる？」

「椎茸はどうするの？」

「茶碗蒸しを作るのよ。薄くスライスでいいよね？」

「そうね」

そこで母は、鮮度の良い生椎茸に、私がほうれん草用に沸かしていたお湯をかけた。

「あっ。それ、ほうれん草のお湯だよ。また沸かすからいいけれど、乾燥じゃない椎茸にお湯をかけるものなの？　椎茸のいいだしが出ていってしまわないの？」

「だからさっとゆがいただけよ」

私は料理の経験が足りないから、生椎茸の上から本当にお湯をかけるべきなのかわからなくて、もやもやする。もう一度お湯を沸かす。二人とももやもやの中で黙っての作業となる。いつのまにか椎茸も、蒲鉾も、鶏肉も、随分多い量になっていた。

「ちょっと多いかな？」

「いいんじゃない？」

「卵とだし汁ってどうするの？　卵はいくつくらい？」

「二個でいいんじゃないかしら」

「だしは？　水で溶くの？　お湯で溶くの？　卵と混ぜれば良いの？　漉《こ》したりしないの？」

「…………」

とりあえず卵を二個溶いて渡したら、母はそれにじかに顆粒だしの素をかけた。そして、椎茸などの具を入れた一つひとつの器に分けた。

「水は？」と私が聞くと、母は分け終わってから、水道水を上からひねって加えた。

「……それでいいの？」

「いいのよ。これでやってみましょう」

結果、上の方は、ぷるぷる、下の方は、ごぞごぞという、食べにくい質感で、全体的にとても薄い味になってしまった。

以上の会話から、私が母に教えてもらおうとしながらもどこか信用しておらず、自分のわずかに知っていることを先へ先へ伝えて、母が自主的に動くのを待てなかったのが、見て取れるだろう。だから、天ぷらのときと違って、台無しになってしまったのだと思われた。

## (2) 新しい食べ物を信頼しない

今までほとんど料理をしてこなかったので、私の料理のレパートリーは少ない。そして、母が思い出せる料理も少ない。だから、毎日ほんの数種のおかずのくり返しになってしまう。

「つき合っている人にお弁当を作りたい」などと言って、料理に一生懸命になった時期は昔私にもあって、母が元気な頃に教えてもらっていた、きんぴらごぼう、肉じゃが、ブロッコリーの炒め物。あとはカレーや豚汁。そのくり返しである。

それで私はネットで検索するなどして新しい料理を作ってみる。たとえば酢豚。もちろん、野菜を切るなど母にできる作業はお願いして、一緒に作る。しかし、こういうものを母はなかなか食べてくれない。初めてだからおいしく作れないという理由もあるのだが、おいしくできたときでさえ、「ちょっと食べてみてよ」と私がくり返し促しても、「うん」と言ったまま箸を付けない。食べたとしても、箸の先でソースをほんのちょっとつまむだけ。口に入れると、すごくまずそうな顔をする。

お腹がいっぱいだからではないはずだ。なぜなら食事の直後におせんべいを食べ始めたりするのだから。私としては、仕事からわざわざ早く帰ってきて、なんとかやっているのだから、本当にまずいとしても、ちょっとくらい料理に慣れていない娘に対して「おいしい」と嘘をついてくれてもいいではないかと腹が立つ。「食べないなんてひどい」と抗議すると母は、「ちゃんと食べたじゃないの」の一点張りになる。

私が調べて来て作るたびにそのように拒否される。ある日私の怒りは頂点に達した。「もう二度と作らない」と言って自分の部屋に駆け上がった。すると母はさすがに気まずさを覚えたのか（海馬は感情を司る「扁桃体《へんとうたい》」と呼ばれる脳部位と密接につながっていて、強い感情が引き起こされた出来事はその他の出来事よりも記憶として定着されやすい。すなわち、ショックな出来事は記憶されやすい）、私の提案の食べ物は、私が見ていないときに父のお皿に入れるという技を編み出した。私を怒らせず、自分も嫌な思いをしない方法である。本当にじりじりと、早く私が席を立たないかと口をつぐんでいる。小学校の給食で嫌いなものをそうして隠す工夫をしたなあ、と私の方に記憶が蘇ってくる。それほどに、母は私の料理が嫌なのだ。この点は非常に頑固である。

### (3) 味覚に変化が起こっている

もう一つ気が付いたのは、母の味覚に変化が起こっているかもしれないということだ。母は私が作った料理よりも、スナック菓子や、コンビニのコロッケなどの「わかりやすい味」に対して、はっきり「おいしい」と反応する（だから余計に苛立たしい）。曖昧な私の料理より、味の安定した食を好む（それはそうなっても仕方がないのかもしれないが）。好き嫌いも顕著になった。もともと肉はそれほど好まなかったのだが、豚汁に入った細切れの肉でさえわざわざよけている。生野菜、お刺身、お寿司など、生ものは口にしようとしなくなった。それから見た目が少しでも悪いものなど、不信感を持つ食べ物が増えている。

### (4) 目の前にあるのに見えていない

この章の冒頭に、味噌汁のことを書いた。味噌を自分で入れたのに、また、鍋が目の前に味噌を入れた状態で今存在しているのに、「味噌を入れた？」と聞いてくる。母は目の前にしながら、見えていないということがあるのである。

水道の蛇口でも同じようなことが起こる。我が家の台所は、赤いバルブを回すとお湯、青いバルブを回すと水が出る。一〇年以上変わっていない。しかし、母は、自分で赤をひねっておきながら、「おかしいのよ。急に熱いお湯が出てきちゃった！」と毎日驚いている。どうも二つバルブがあるということが見えていないようだ。

また「ごはんをついでくれる？」と母に頼んだあるときには、「うん」と言ってしゃもじを持って、炊飯器を無視して、味噌汁のあるガスコンロへ向かった。炊飯器がどれだか認識できなかったのかもしれないし、なんらかの理由で味噌汁が気になっているところに、「ごはん」という外からの命令が届いて、混乱してしまったのかもしれない。

箸の数を間違うことも多い。今ここに父、母、私、と三人いて、三膳出してなお、人数がわからなくなって、「あといくつだっけ？」と聞いてくる。

## (5)　昔の思い出に支配される

私が一番ぎょっとすることは、みんなでほっとした瞬間に起こる。料理が終わって、ようやく食べられるとき。また、料理がうまくいって「おいしいね」と食べているとき。みんなが幸せな気持ちになったときに限って、本章冒頭に書いた「ちびちゃんたちはもう寝たの？」などという不思議な発言が飛び出すのである。

「ちびちゃん」以外にも、私の兄は結婚してとっくに家を出ているのに、食卓に着いた瞬間、母は私と父しかいないのを見て、「あれ？　お兄ちゃんはどこに行っているの？」と聞いてくることがある。時には、「あれ？　もう帰っちゃったの？」と主語がない形で、誰だかわからない人のことを言うこともある。そういうとき、「誰が？」と聞いても、答えてはくれない。とにかく、食卓に父、母、私以外の誰かがいた記憶が母には残っているようなのだ。

その他には、「○○ちゃんが二、三日前電話をしてきて、会ったのよ」と少なくとも数十年連絡を取っていない自分の子供の頃の友人の話を、まるで昨日会ったかのようにすることがある。また、私に向かって、「あなた今日一日、お友達と外で遊んでいたの？　家が建って嬉しかったでしょう」と、私にはなんのことかさっぱりわからない話をしてきたりする。父に聞いてみると、どうやらはるか昔に母の実家を建て直したことがあったらしく、その時の気持ちが食卓をきっかけに蘇ったのではないかということだった。

ここで言いたいことは何かというと、母は時空を飛び越えて、過去と現在とを混ぜて話すのだ。特に幸せな記憶がある食卓という場所では。

母にとって、私と兄は、一番かわいかった頃の年齢となり、まだ「ちびちゃん」がいるような錯覚をさせるらしい。「ちびちゃん」は三日に一度は登場する。また、先の「お兄ちゃんはどこへ行っているの？」という発言でわかるように、「ちびちゃん」まで遠い昔のことでなくても、兄について、結婚して家にいないのに、母の中ではときどきまだ家にいることになっている。

また、母自身が子供だった頃の食卓の思い出も強烈らしい。母には子供の頃、家が隣同士で、家族のように遊んだ友達がいて、ほぼ毎日食卓を共にしていたと聞いたことがあった。つまり母の実家は、近所の人や、親戚が集まってくる賑《にぎ》やかな家だった。母が今頻繁に、誰かがもう帰ってしまったような気がするのは、当時に比べて、今の三人だけの食卓が、寂しすぎるからかもしれない。

## (6) 機嫌良く作業できていると歌う

私があまり料理中指示をせず、母が一人でうまく集中できているとき、母は「初恋」という歌をよく歌う。誰の曲なのか、また、思い出がある曲なのかは定かではない（確かめようとしたが、うまく引き出せなかった）。機嫌良くこうして歌を歌っているときは、その日現実にあった面白かったこと、印象的だったことなどを、適切に語ることができることが多い。

たとえば、「今日入院しているおばあちゃんのところにお見舞いに行ったら、すごく元気だった。『絢ちゃんはどうしているの？』って言っていたわよ」など。その日本当に母は、祖母の所へお見舞いに行っていたのである。そして母と一緒に祖母の病院に行った父に聞いてみると、本当に祖母がそのようなことを言っていたという事実確認ができた。鼻歌が出るときは、この祖母の病院に行ったときだけに限らず、その日の出来事を正しく、また、人に理解可能なように、語ることが多い。

## (7) 目に付いたものに動かされる

料理が終わって、母は鍋からおかずを取り出して、一つの大皿に時間をかけて綺麗に盛りつけた。しかし、そこで、食卓に運ぼうとして私が準備していた、三人で取り分けるための小皿が、母の目に留まってしまい、母はその同じ台所で、さっそく小皿に取り分け始めた。それなら大皿に綺麗に盛りつける手間は要らなかったし、鍋から直接小皿に取り分ければ洗い物が少なくて済んだ、と思ってしまうのは、私の心の中の声である。

このようにその瞬間に自分の目に留まってしまったものに動かされてしまうので、途中でほったらかしになるものが多い。たとえば、ごはんをついでいる途中で何かが気になって、そちらの方へ移動してしまったために、炊飯器のふたが開いたままになって、忘れられている。

## (8) 洗い物だけは渡さない

「これ（野菜）はここ（鍋）に入れる？」と、母は、鍋を一つしか使っておらず、それ以外には選択肢がないときにも、私に聞いてくる。また、「味噌はこれくらいでいい？」と、自分の舌で確かめればいいことも聞いてくる。「ママの好きにやっていいんだよ」「ママが判断していいんだよ」と言うのだが、どうしても許可を取ろうとする。判断力が低下してできないということもあるのだろうが、間違うことが怖いのかもしれないし、あとで怒られるのがイヤなのかもしれない。また、こんなときまで私に聞かなければならない、と思うほどに、普段から私が過剰に母の意思決定をしてしまっている、ということもあるのかもしれない。

それでだろうか、母は、食後の洗い物だけは、私に触らせようとしない。この二年半で一度もだ。私が食器を持って台所に運ぼうとした瞬間に、必ず「そこに置いておいて。私がやるから。あなたは座っていていいよ」と言う。洗い物は、シンクにあるものを、スポンジで洗えば良い。シンプルである。母には「洗い物だったらできる」という確信があるのだろう。

だから私は手伝わない。たとえ、洗剤を使い忘れていたり、汚れが残っていたりしても。台所から歌が聞こえてくると、私はとても幸せな気持ちになる。

### (9) 一人でいるときは、何も食べようとしない

母は、私も父もいない日は、何も食べずに帰りを待っている。ときどきお菓子に手を出してはいるようだが、食事をとっている様子がまるでない。「ごはんは食べた?」と聞くと、「ううん、あなたが帰るのを待っていたのよ」と返ってくる。もともと食の細い人で、若い頃、父がよく母のことを「霞《かすみ》を食って生きているようなものだな」とからかっていたのを覚えている。体の小さな、母のそういうもともとの性質を思えば、特別に心配する必要はないのかもしれないが、朝から私や父が出かけて夜二二時頃帰宅して、母がそれまで食事をとらずに一人でただソファに座っていたと思うと、やはり動揺してしまう。ちらりと母を覗くと、「なによ」と敏感に反応して、「一緒に食べようと思っただけじゃないの」と笑って見せる。

## 脳科学からのアプローチ

これらの母の言動に対して、脳科学的に考えられることを書いてみよう。

まずは、どうして天ぷらが作れて茶碗蒸しが作れなかったのかを説明するために、

人間の記憶の種類について説明しよう。

## (1) 人間の記憶の種類

アルツハイマー病になったら、一網打尽に「記憶」がダメになってしまうわけではない。人間の記憶には、いくつかの種類があって、種類によって担当の脳部位が異なっている。先ほどから述べてきたように、アルツハイマー病で最初にダメージを受けるのは海馬である。だから、海馬が関与する記憶に問題が出るのはおかしくないが、少なくとも初期の頃はそれ以外の記憶は正常なはずなのだ。

人間の記憶には、大きく分けて、「短期記憶」と「長期記憶」とがある。「短期記憶」は、その名のとおり、ほんの数秒だけ保持している記憶のことだ。たとえば、電話をかける間だけ電話番号を覚えておくなど、ある作業を完了するために数秒間だけ保持する記憶がそれである。用が済んだら、すぐに手放す記憶、これは主に前頭葉が司る。

こちらの方は、母は今のところ正常である。だからこそ、「味噌汁を作る」という数分以上覚えておかなければならない最終目的は忘れても、「大根を刻む」という目の前の数秒の目的はやり遂げることができるのである。

一方、「長期記憶」は数秒間よりも長い間保持される記憶のことだ。これはさらに細かく言えば、「宣言的記憶《せんげんてききおく》」と「非宣言的記憶《ひせんげんてききおく》」とに分けられる。「宣言的記憶」とは、長い間保持される、言葉で語れる記憶である。「あの時、あの場所で、こんなことがあったな」という個人的なエピソードの記憶がまさにこれである。「あの時味噌汁を作ろうと思った」という記憶もこれに入る。

また、個人だけの記憶に限らず、多くの人と共有している「知識」や「言葉の意味」といった記憶も宣言的記憶である。言葉で語れる記憶だからだ。たとえば、誰かが「新宿」と言葉で発すれば、あなたの中に「東口にはアルタや歌舞伎町、伊勢丹があって、西口には都庁がある、あの街」が浮かんでくるだろう。言葉の意味も、このような意味で「記憶」なのである。

この宣言的記憶を作ったり、思い出したりするためには、海馬の働きが欠かせない。それゆえに、宣言的記憶は、アルツハイマー病では、深刻な影響を受ける。新しいエピソードが定着できず、「味噌汁を作ろうと思った」ことを忘れたり、昔のエピソードをうまく語れなかったり、適切な単語がうまく思い出せなかったり、することになる。

これに対して、「非宣言的記憶」とは、長い間保持されている、言語化されない記憶のことだ。たとえば、自転車の乗り方、スキーの滑り方、慣れ親しんだ家までの帰り方、鍵の開け方などのように、人間には言語を介さず、くり返し「体」を使ってやってみたために覚えている記憶がある。この記憶は大脳基底核《だいのうきていかく》や小脳が主に司っている。それゆえに、非宣言的記憶も、アルツハイマー病では問題がないことが多い。

アルツハイマー型認知症で萎縮するのは「海馬」である。すなわち、長期記憶の中では、宣言的記憶への影響は深刻だ。しかし同じ長期記憶でも、大脳基底核や小脳が司る、言葉でなく体で覚えた非宣言的記憶には影響がないはずで、覚えているはずだし、思い出せるはずなのである。

それで、天ぷらと茶碗蒸しの話に戻ると、何度もくり返し作ってきた料理というのは、わざわざ言葉で作り方を確認しなくてもできる、体で覚える記憶、すなわち非宣言的記憶になっている可能性がある。実際、母は天ぷらを、何も言わずに、作ることができるのだった。

だから、天ぷらと同じく、昔よく作って体で覚えていたはずの茶碗蒸しがあの時作れなかったのは、母の体に任せず、私が言葉で先に質問してしまったからだと想像できる。ついつい「おいしく作りたい」「失敗してしまうのがイヤだ」と思って、私は、これからやる料理のプロセスを言葉で意識的に先に確認したくなってしまうのだが、そうされるとうまく思い出せなくなってしまうのが、非宣言的記憶なのである。

無意識で体が勝手にやっていることを、意識してしまうと、突然できなくなってしまうことは、誰にでもある。たとえば、「歩く」ことは、普段自動的にやっているけれども、「右手と左足が一緒に出る」ということなどを意識してしまうと、ぎくしゃくしてしまうだろう。それと同じことを私は母に対してやってしまったのである。体に任せると、うまくいくことがある、というのは、しっかり気に留めておきたい。

### (2) 安心の問題

次に、私が作った新しい食べ物を信頼しないのはなぜか？　ということを考えてみたい。

まず「安心」の問題があると思われた。

今まで母は、自分一人で料理をしてきたのに、それができなくなった。そして、娘が自分の場所に入り込んで、しかも指示をしてくる。

私が一緒に台所に立つことで母はまだ料理ができるという意味では、私の存在にはいいところもあるのだろうが、そのおかげで奪われてしまうものもある。それは、母の居場所、自尊心だ。

料理ができなくなったからといって、台所に新人が入っていいわけではない。「新人」だけでなく、「新しい食べ物」というのも、母にしてみれば「新入り」に自分の領域が奪われたような感じがするのかもしれない。自分が今までに作ったことがないようなものを、メインで食卓に並べさせられるわけである。信頼してもらえないのは私としては悲しいが、母には侮辱《ぶじょく》になるのかもしれない。

また、人は自己が脅かされると、保守化する傾向があることが知られている。この病気では、日々、忘れることが増え、失敗がどうしても増えてしまう。人前、家族の前で、小さなことだが、失敗してしまう。それによって、自尊心がどうしても脅かされてしまう。だから、自尊心をなんとか守ろうとして、「新しいもの」「知らないもの」「自分と違うもの」を排除しようとするのかもしれない。

母の気持ちもわかるような気がするが、あからさまにまずい顔をされることは、料理の初心者である私にとって、非常にやる気をそがれる厳しいことである。両者のこの対立は二年半ずっと続いている。私が一緒に立たなければ母は料理をすることは難しい。しかし、私が主導権を握りすぎると、母の自尊心が脅かされる。

難しいが、現在、工夫してみていることはある。「料理をやらされている」感覚ではなく、「自分が料理をしている」感覚を母に強く持ってもらうということである。

野菜を切るという、比較的単純なことは私がやって、火の前に立ち、味付けするという、重く見える役割を母に担ってもらうようにした。結局どの順番で何の調味料を加えるかなどの指示を出すのは私でも、料理の中で、母にいろいろな種類の体の動きを実行してもらうのである。さらに「これはママにお願いするね」というような、任せる言い方をして、「本人が料理をしている」実感を持ってもらうようにする。これにより、かたくなさがとれることは、ときどきあるように感じている。

しかし、そのように最初はやわらかい言い方で指示ができても、くり返し忘れられ、なかなか実行がされないと、しびれをきらして、私がやってしまうこともあるし、「私がなぜここまで下手に出なければならないのだろう」と思ってしまうこともある。指示の出し方は難しい。やはり、母は今でも新しい料理にはあまり手を伸ばそうとしないので、母の慣れている料理を作り続けた方が、食欲という面では良いようである。

### (3) 味覚に影響を与えるもの

認知症のせいにしているが、母が食べないのは、本当に単純に、私の料理がまずいからかもしれない。しかし、その可能性は除いて話を進めよう。「食べない」という問題では、安心の問題の他に、母の味覚に実際に変化が起こっている可能性もある。

**嗅覚と記憶**　マルセル・プルーストの小説『失われた時を求めて』に、紅茶に浸したマドレーヌの香りで、突然幼いときの記憶が鮮やかに蘇るという有名なシーンがある。これを裏付けるように嗅覚は、視覚や聴覚など他の感覚情報が、視床と大脳皮質を介して海馬に届くのに対して、その過程なしで直接的に海馬に届く経路を持っている。香りは、記憶を呼び起こすのには、確かに大事な刺激だと言える。

また、においの刺激と、海馬とには、このように深い関係があるために、アルツハイマー病で、海馬がダメージを受けてしまうと、料理の味の一部である「におい」を感じにくいのかもしれず、味の知覚が変わってしまうことはあるのかもしれない。

**腸と味覚**　また、加齢により、生野菜、刺身など、火を通さないものを受け付けなくなることがある。それは、唾液《だえき》の分泌《ぶんぴつ》、胃液の分泌、歯、咀嚼筋肉《そしやくきんにく》、腸の蠕動運動《ぜんどううんどう》などの衰えで、消化を若者よりもしにくいことがあると考えられる。

また、年齢のためだけではなく、アルツハイマー病に処方されている薬（レミニール）は、消化器系に副作用が出る可能性が高い薬である。実際に母はこれを初めて飲んだとき、副作用で「気持ち悪い」と言って、二日間寝込んでしまった。その二日より後は、そこまでの症状は出ていないが、消化器系に若干の影響が出ている可能性はあって、それで母は、生ものをおいしく食べられないなど、好みが変わってきているのかもしれない。

食べ物を「おいしい」と感じるためには、味蕾《みらい》と呼ばれる舌のセンサーが優れていればいいわけではなく、消化器系の状態、においや味に関する脳の感覚統合、自尊心の感覚など、複雑な要因が絡まってようやく成り立っているものなのだ。

### (4) 感覚の「オーバーフロー」と注意のメカニズム

「目の前にあるものに気付かない」という問題があると述べた。これは、病院で見た母の脳計測の②（56ページ）の結果、すなわち「後頭頂皮質の活動低下」ということから、理解することができる。後頭頂皮質はデフォルト・モード・ネットワークの一部だが、「注意」に関しても重要な働きをしているのである。

我々の脳には、時々刻々、膨大な情報が目や耳や皮膚や内臓から届けられている。しかし、感覚情報が脳に届いているということと、それに意識的に気付いているということは違う。たとえば、目に入っているからといって、見えているわけではないのである。健康な人であっても、目の網膜《もうまく》に入った情報の全てに意識的になることは不可能だ。間違い探しゲームで、絵の二つを見比べても、すぐに差が見つけられなかったことがあるだろう。網膜には二つの絵の全ての情報が最初から入っているのに、脳は違いを察知することができないのである。

これを「意識」に対する「感覚情報」の「オーバーフロー（こぼれおち）」と呼ぶ。

意識がつかまえるには、感覚の情報量は膨大すぎるのだ。それで、情報の全てを拾うのは無理だから、我々の脳は、重要なものを見逃さないようにしようと、注意のメカニズムを発達させてきた。その一部が後頭頂皮質である。

たとえば、右側の後頭頂皮質を損傷してしまった人の中には、自分の左側にある物全てを無視してしまう人が現れる（「半側空間無視《はんそくくうかんむし》」と呼ばれる）。テーブルの上に並んでいる夕食の左側のものに気が付かないで、右のものだけ食べてしまう。時計の文字盤の絵を描いてもらうと、12から7くらいまでしか描かない（図4）。目が見えていないのではなくて、注意が届いていないのである。その証拠に、他人が「ここ」と注意を促すと、「そんなものがここにあったの？　気が付かなかった！」と突然見えてくると言う。

母が「目の前にあるものが見えていない」というのは、後頭頂皮質の活動低下で、注意がうまく働かないからだろう（後頭頂皮質の機能は、１０３ページ以下に詳述する）。

図4】半側空間無視

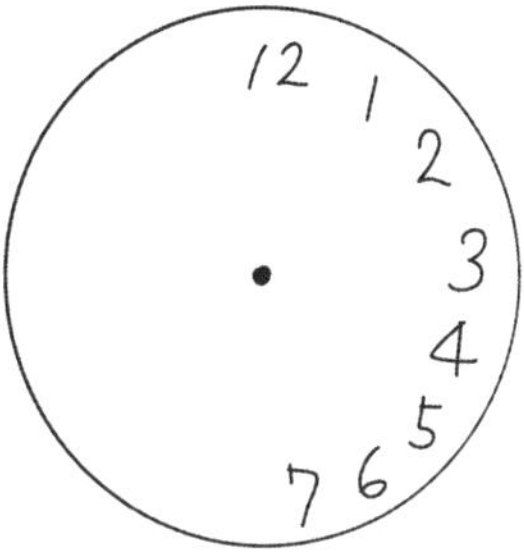


後頭頂皮質の右側を損傷した患者に、円の中に時計の文字盤を描いてもらうと、右半分のみ書き入れて、左側の空間が残される。

## (5) 昔の記憶の中は、安心の場所

昔のことが現在のことと混ざり合って区別がつかない、という問題はどうだろう。これは、海馬の萎縮のために、母の中では、「今ここ」のことを覚えられず、「現在」についての認識が弱まっていて、だから相対的に、「昔」の記憶が強烈になっているせいだ、と考えることができる。母にとっては、今よりは、昔の方が鮮やかで、頼れるのである。

人間の記憶には、思い出すことに関連する三つの段階がある。それは、①エンコーディング＝外界の情報を脳の中で符号化し、脳に蓄えられる形にする、②ストレージ＝それを蓄える、③リトリーブ＝それを取り出す、という段階である。食卓で、現在の文脈にそぐわない「ちびちゃん」を母が思い出してしまうのはどうしてなのかを、この三つの段階を使って説明してみよう。

まず、遠回りになるが、確認しておかなければならないことがある。「思い出す」ためには、この三つの段階があるがゆえに、たとえ、何かの記憶が「思い出せない」という現象があったとしても、それは必ずしも、蓄えたものが消えてしまったことを意味しない、ということだ。思い出せないのは、そもそも外界の情報をうまく脳の中に収められていなかった可能性（エンコーディングの失敗）もあれば、ちゃんと蓄え

られているのにうまく取り出せないでいるだけの可能性（リトリーブの失敗）もある。②のストレージが消えてしまったからとは限らないのである。アルツハイマー病で問題となる海馬は、①のエンコーディングと③のリトリーブに関与している。②のストレージは、大脳皮質が担当していると考えられている。

つまり、少なくとも初期のアルツハイマーで起こっている「思い出せない」という現象は、記憶が消えてしまったからではなく、そもそもうまく情報を記憶として定着させることができないことと、昔の記憶は残っているのにうまく取り出せなくなっていることから起きている。記憶自体は消えていない。だから、昔のことについては、うまくアクセスすることができれば、いつでも蘇る可能性があるのである。

しかし、海馬の働きの異常で、そのアクセスがうまくいかない。大脳皮質に蓄えられている記憶に対して、変なアクセスが起こってしまうからこそ、周りから見ると不適切な文脈で昔のことが蘇ることもある。

食卓で、現在には存在しない、「ちびちゃん」の記憶が母に蘇るのは、まさにそれだと考えられる。

私にしてみれば、「ちびちゃん」は昔のことで、それを今言うというのは、不思議なことなのだけれども、母にしてみれば、安心した食卓に着くと、自分が安心していた時代（たとえば、私と兄がまだ「ちびちゃん」で、母が家の中心だったとき）の食卓と重なって、その頃の記憶が引き出されてしまうだけなのかもしれない。

また、「昔の記憶の方が鮮やかである」というのはどのような意味か?

海馬に問題があると、新しいことが覚えられないことに加えて、昔のことでも、直近数年分の記憶は思い出しにくくなることがある（「逆行性健忘」）。大脳皮質への記憶のストレージは、何年もの時間をかけて行われるので、海馬に損傷を受けたときからさかのぼって数年分の記憶は、まだ十分に大脳皮質に定着されていないために、影響を受けてしまうと考えられている。つまり、宣言的記憶に関しては、誰でも、昔のことであればあるほど、忘れにくいものになっていることがわかっている。

しかし、健康な人の場合は、現在の物事も鮮やかに知覚され、認識されており、現在と昔との区別がされるのだが、アルツハイマー病で海馬に問題が起こっている母には、現在の認識が弱まるために、昔との区別がうまくいかないことがあるのだと思われる。昔、私と兄が子供だった頃の母の記憶や、そのさらに昔の、母自身が子供だった頃の記憶が現在にそのまま侵入してくる。

裏を返せば、「ちびちゃん」が何度も現れるということは、それだけ母の記憶のシステムの中で、ちびちゃんが大きな位置を占めているということだ。ぎょっとはするが、それを確認できることなので、私にとっては、母の愛情を一番感じる出来事になっている。

## (6) 主体性の感覚と幸福

私がいろいろと指示をしないで、自分で作業に没頭できていると、母は歌う。「今これをやっているのは私だ」「これは私がやったのだ」という感覚を、脳科学では、「主体性の感覚」と呼ぶ。これは、人間の幸福に重大な影響をもたらすことが知られている。

主体性の感覚を奪われた人は、たとえば鬱病になりやすい。人間は何にでも自分の作用を見たがるところがあり、自分が絶対にコントロールできないランダムな事象、たとえば、宝くじのようなものにすら、「自分でよく考えて番号を選べば当てられる」と思い込んでいる。たとえ錯覚であっても、物事が自分のおかげで良くなった、自分が影響を与えられた、と感じることで、自分の意味を確認する。「自分で物事が決められている」という実感は大切なのである。それが全く得られないと、自分は無力だと落ち込んでいってしまうことになる。

年をとると、足が悪くなったり、体調が悪くなったり、いろいろな原因で、自分が自分の人生を導いているという感覚が、若者よりも持ちにくくなる。

エレン・J・ランガーらの行った老人ホームでの研究で、たとえば、自分の部屋の家具の配置を自分で好きに変えることができる、部屋に置く植物を自分で選べて責任を持って育てられる、また必要なら自分でそのための助けを頼むことができる、など、本人に選択権があり、自分で責任を持てる場合と、そうでない場合とで、本人たちの感じる幸福度が決定的に異なることが示されている。自分で責任を持った人とそうでない人とでは、どれだけ日々活発に動けるかという、活動度も異なっていた。

施設の職員が、「私たちが責任を持ってあなたが快適に暮らせるようにしますから」と、部屋を本人の希望どおり整えてあげてしまったり、本人のために希望の植物を育ててあげてしまったりすると、結果として「本人の希望どおりになる」ことは同じなのだが、「自分で責任を持てる」場合に比べて、幸福度や、活動度が著しく低くなってしまう。つまり、「希望どおりになること」が大事なのではなくて、どんなに小さなことでもいいから、また、失敗してもいいから、「自分に選択の余地があって責任を持って生活できること」が、幸せを感じ、活動的になる秘訣なのだ。

母も「自分でやれている」という風に、うまく主体性の感覚が得られているときは、幸福感を抱いて、好きな歌を口ずさむのだ。母にとっては「今現在」は、不安定で、間違ったことを言ってしまう可能性が高いけれども、主体性を抱けて、安心しているときは、「今日あったこと」についても、心を開いて語ることができるのだろう。その語る内容が実際に正しいということは、母の中に、恐怖や不安がなければ、現在でも記憶が正しく蓄えられ、正しく呼び起こされることがあるということを示している。

## (7) アフォーダンス

「目に付いたものに動かされる」という問題についても、考えてみよう。

アルツハイマー病の人々は、海馬の記憶定着の問題で、数秒間しか現在のことが維持されにくいから、やろうとしていたことを忘れて、今目に留まったものに動かされてしまうことが多くなる。

それゆえに、大皿を食卓まで届けるという母の行動を続けさせたいと思ったら、そこに小皿が見えないようにするのが一番いい。心理学では、人間がそこに今あるものに行動を誘発されてしまうことを、環境からの「アフォーダンス」と呼ぶ。たとえば、ふかふかの椅子だったらいつまでも座っていたくなるし、硬い椅子だったら自然と早く席を立ってしまう。私たちの意思でというよりも、外にあるものの性質に誘発されて、気付かぬうちにそう振る舞ってしまうことは誰にでもある。

母も小皿がそこにあるから取り分けてしまいたくなったのである。

ただ、「せっかく大皿に綺麗に盛りつけたから、父に見せてから、食卓で小皿に取り分けよう」という目的を完了させるには、食卓に出すまで記憶を保持する力も、意思の力も必要で、それが弱っている分、病気でない人よりも、小皿の誘惑に負けがちになる。だから、小皿をどかせばいいのである。

アフォーダンスの力は別のことでも感じることがある。

母は、整理整頓の好きな人だったが、今では、母の洋服は、食卓の一つの椅子にどかどかと重なっている。物事を整理するための力が弱くなっているからだが、私はこの整理されていない状態のままにするのがいいと思っている。箪笥にしまってしまうと、「ない」ものと同じになってしまうからだ。食卓にあれば、目に付いて、誘発されて、自分で着られるのである。見えているものの中で母は動いている。だからワンシーズンほぼ同じ洋服を着ているが、そうでなければ、毎朝服を、選び、着るというところから、私や父の手伝いを必要とすることになる。母も、私も、父も、絶望感を味わうことになるだろう。

## (8) 居場所の確保

母は、食後の洗い物だけは二年半の間自分一人でやっている、と述べた。

こう書いてきて気付くのは、やはり、母の自尊心を保つことが難しくなってしまう場面が多いということである。他人に指示されることが増える。失敗が増える。だから、母の居場所を作るために、洗い物は任せる。

母がする洗い物は、ときどき、洗剤を使わずに水で流すだけだったり（しかもお湯を出す方法がわからなくなって、冬など冷たい水で洗い物をして、すっかり手を冷たくして戻ってくることがあった)、汚れが残っていたりすることがあるのだが、よほどでない限り、見て見ない振りをするようにしている。

私は、自分が物事の計画を立てるのが得意だからこそ、どうしても最短時間でまっすぐに物事を運びたくなり、口を出してしまいがちになる。「お水だけで洗うのはやめた方がいい」「お皿を全部洗剤を入れた水に浸けてしまった方がいいよ」「そういう順番でない方がいいよ」などと。しかし、それをしてしまえば、母が、途中で失敗はあっても「最後まで自分でやり遂げられた」という達成感を持つ機会を奪ってしまう。

私からはとても非効率的に見えても、もしかしたら、そのあたふたの中でも「自分がやれている」という感覚を持てる限り、母は楽しいのかもしれない。私には「大混乱」に見えていても、母にはそれが「必死で生きている」ということなのかもしれない。

自分と母とは違う存在で、それぞれの時間感覚と、意思とがあるということを、尊重しなければならないのだ。

料理をしている最中や食卓で起こったことについて書いた最後で、母は一人の時は何も食べようとしない、と述べた。

## (9) 症状と性格

これについては、その人の「性格」というものを考えなければならない。ここまで海馬などいくつかの脳部位の説明をしてきたが、実際には、同じ脳部位に損傷があっても人によって表に出てくる症状は異なるのである。結局、問題のあるその部位は、他の部位とネットワークを組んでいるのであり、そのネットワーク構造は、各個人の生きてきた歴史によって異なっている。アルツハイマー病で、どんな症状が出るかには、その人のもともとの性格が関係してくるのである。

性格とは、その人が生まれてから今までずっと、何を与えられて、また自分で何をして、何に喜びを感じて、何に痛みを感じて、何に動いて、何に動かなかったか、それによってつなぎ変わり、脳内に張り巡らされた神経細胞のネットワークだ。海馬の損傷により、母は、他のアルツハイマー型認知症の人と同じように、自分で料理をすることが難しくなったけれど、それで「一日食べない」という選択をするのは、母の性格だし、「あなたを待っていたからよ」と理由を付けるのも、母の性格である。

数々の失敗、ぎょっとすることは起こるけれど、その中でも、確かに、その人の性格を感じ取ることは可能である。「あなたを待っていたのよ」と言われると、「母らしい」と感じて、私は少し嬉しくなるのである。できなくなることを数えたら、母は確かに「アルツハイマー病」だが、母はそれだけではない。

## 記憶は取り出せないだけで、全部残っているのか

「記憶は全部そのまま残っているんですか？」

と聞かれることがある。

記憶のストレージをしているのは大脳皮質で、少なくともアルツハイマー病の初期には、昔の記憶が消えたわけではない、と私はここまで書いてきた。

アルツハイマー病の人にしろ、そうでない人にしろ、今までの人生で体験したことは、思い出せないだけで、全て残っているのだろうか？

次章に入る前に、そのことを補足しておきたい。

ときどき、何かに刺激されて、これまで一度も思い出したことがなかった昔のことがふっと鮮やかに蘇ることがある。こういうことがあると、私たちが体験したことはやはり全部、常にはアクセスできないだけで、頭のどこかに残っているのではないか、

と感じる。しかし、だとすると人生の記憶は膨大すぎないだろうか？　やはり消えていくものもあるのではないだろうか？

これを考えようと、特殊な実験をした人がいる。一八二二年生まれの科学者かつ探検家であったサー・フランシス・ゴルトンだ。

私たちが意識できるものだけが記憶ではない、もしかしたら、思い出されているけれども、私たちがちゃんとそれに注意を向ける前に姿を隠してしまうような記憶もあるのかもしれない、だったら、起きている間中、今自分の心にどんなことが浮かんでいるかを全て自覚しようとしたらどうか？　私たちの記憶の全貌がわかるのではないか？　それは一体どれだけの量があるのだろうか？

こう疑問に思ったゴルトンは、自分を被験者にして調べ始めた。起きている間の、全ての自分の心の動きを、一つひとつトレースしていくのはやはり不可能だったけれども、できることをできるぶんだけやろうと、彼はこんな手法で調べてみた。

パルマル通りと呼ばれる、彼のなじみのロンドンの中心地にある道をのんびりと散歩する。この時、目に入った物体によくよく注意を向け、一つか、二つ、それに関連した出来事が思い出されてくるまでそこで足を止めて、自由に心を彷徨《さまよ》わせる。思い出されたらそれをちゃんと心に留めて、次の物体に進む。こうして、この日三〇〇個くらいの物体が目に入るまで、これを続けた。

「その三〇〇個について実際に何が思い出されたのか、内容を全て具体的に書き出すことは不可能だったが、自分の人生の中の、ありとあらゆる時代の出来事が思い出せていたことだけは確かだ」と彼は論文で報告している。

歩いていて、目に入ってくる物事に、心を自由に反応させるだけで、人生のありとあらゆることを思い出すことができる。私は、これを読んで感激し、また、「なるほど！」と思った。

私たちの記憶は、「あの時こんなことがあったのを思い出してみよう」と強制されて思い出せるものではなく、また暗闇の、何にも刺激がない中でぼうっと一人でいて、自然に思い出されるものでもないだろう。しかし、ゴルトンのように外に出て散歩をすれば、お店の外観、植えられた木々、飛んでいく鳥や昆虫、お茶の時間を楽しんでいる人々、小さな子供を連れた若い夫婦……と、かつて自分が一度は経験した物事に満ちている。それが適度な刺激になって、「あんなことがあったな」と自分の思ってもみない記憶が引き出されることはありそうだったからだ。

ゴルトンは、自分がまさか覚えているとは思ってもみなかったような出来事や、これまで一度も思い出さなかったような出来事が、散歩でたくさん引き出されて、「人間はこんなに覚えているものなのか」と驚くべきほどだったと語っている。

しかし、彼はこの実験を何度もくり返すうち、別の興味深い事実にも気が付くことになる。くり返し歩いてみると、何度か同じ出来事が思い出されてきた。歩くたびに新しい出来事が思い出されるわけではなかったのだ。

我々の人生で経験した出来事はほぼ無限である。だからゴルトンは、次々尽きることなく新しいことが思い出されてくるのかと思ったのだが、残念ながらそうはならなかった。「自分が思っているよりも、たくさんの出来事を覚えていることは事実だが、自分が想像するほどには、多くなかったことも事実である」

つまり、少なくともこのゴルトンの研究によれば、我々の思い出は、一応、有限らしい。

我々が世界の中から受け取っている感覚情報はほぼ無限である。毎秒毎秒、目から、耳から、鼻から、皮膚から、内臓から、我々の脳は膨大な情報を受け取っている。その全てを、脳というたった約一リットルという体積の物質に収めようとするのは無理があるのだろう。だからこそ、我々は、感覚を体験に変えて保存している。現実そのままを記憶しているのではなく、刺激から「意味」を抽出して記憶している。

それが記憶が有限である一つの理由だろう。

また、それは、他人と自分とを分ける理由にもなる。同じ出来事を経験しても、他人は違う角度から眺め、違う「意味」を抽出するからである。

そして、記憶が「意味」である以上、後々の経験によって、変更は免れない。いろいろな経験をすることで、記憶同士が結びついて、意味が深まっていく。

また、その記憶自体を「思い出す」ことによっても、意味は変わっていく。海馬と大脳皮質の仕組みをもう一度見てみよう（第2章「海馬と記憶」43ページ参照）。海馬が出来事を脳に蓄えられる形に変えて、大脳皮質に蓄える。それを海馬が再び呼び戻す。「思い出す」ということは、その記憶が、現在のものとして蘇るということだ。一度思い出すと、その記憶は、現在のことを覚えるのと同じプロセスを辿る。海馬を使って新しくエンコードされ直されるのである。この際海馬は、思い出している現在の状況（最初に覚えたときとは違う状況）を取り込むので、その記憶は、過去と現在とが混ぜ合わされた形で再定着されることになる。「あの時はこうだったけれど、今回はこうなった、それでは、このことにはこういう意味があるのかな」というように意味が修正されていく。こうして記憶はどんどん形を変える。

イギリスの神経生理学者ジョナサン・コールの『About Face（邦題：顔の科学）』という本に、病気で人生の途中から目が見えなくなってしまった人の顔の記憶に関して、忘れられない話が出てくる。――目が見えなくなって、その人は、奥さんや子供の顔をもう見ることができなくなってしまった。愛する人の顔を見ようと思ったら、もう記憶に頼るしかない。それなのに、目が見えなくなってからほとんど会っていない人たちの顔はまだ覚えているのに、一緒に暮らしている大事な人たちの顔から思い出せなくなっていってしまった、という話である。それは、現在も奥さんや子供とは、声など、視覚とは違う形で毎日接触しているからこそ、「その人」の記憶が、顔から声へと書き換わってしまったからなのだ。新しい体験によって、記憶はこんなにも激しく形を変えてしまう。

目が見えていても同じだ。全ての人の中に、忘れがたい大事な記憶があるだろう。そういう「絶対に忘れない」という自信がある、いつでも鮮明に蘇る記憶でも、実は新しい経験と共に、また再び思い出すと共に、変化を受けていると言われている。

たとえば、東日本大震災のように、大きなショックを受けた出来事については、我々は、その時自分がどこにいたか、誰といたかなどを、まるで写真を撮ったかのように、鮮やかにいつまでも覚えている。

しかし、そんなに大切な出来事でも、「自分は、誰とどこにいて、こんなことがあった」とその出来事の直後に語った内容と、一年後に語った内容とを比べると、かなりの食い違いが出ることがある。興味深いのは、直後でも一年後でも、その記憶に対する自信や、その記憶の鮮やかさが変わらないことだ。内容はすっかり変わってしまっているのに、「これだけははっきり覚えている」と感じているし、事実でない状況を、ありありと思い出すことができるのである。

なぜこのようなことが起こるのか？　全部覚えている方が良い、記憶は正確である方が良い、と思う人もいるかもしれない。しかし、脳のサイズが有限だからこそ、膨大な量の情報の中から少しでも有用なことを抽出しようと、脳は記憶を編集し続けるのだ。

記憶内容が変わることは、脳が私たちがうまく暮らすために工夫した結果なのである。

## 後頭頂皮質の活動低下で何が起こるのか

海馬以外で、アルツハイマー病の初期に、活動低下が起こる場所として典型的なのは、先に述べたように後頭頂皮質である。この章の最後に後頭頂皮質の機能についてもまとめておこう。

後頭頂皮質は、大きく二つの領域に分けられる。内側《ないそく》と外側《がいそく》である。内側とは、外からは見えない脳の奥まったところを指す言葉で、後頭頂皮質の内側部の一部は、

「楔前部（けつぜんぶ）」という名前が付いている。楔前部は、隣接する後部帯状皮質（こうぶたいじょうひしつ）などと共に、デフォルト・モード・ネットワークの一部を成している。デフォルト・モード・ネットワークは既に解説したように、リラックスしているときに働きが高まって、記憶の整理整頓をする脳部位のことである。

では、後頭頂皮質の外から見える場所、すなわち「外側部」の活動低下では何が起こるか？　アルツハイマー病では、この外側部も、活動低下が起こることがよくあるのである。これを補足しよう。

考えられる問題は三つある。

## (1)　感覚統合の問題

視覚情報の後頭葉、聴覚情報の側頭葉、体性感覚情報の頭頂葉というように、我々の感覚はそれぞれ、大脳皮質の別の場所で処理をされる。その後で、徐々にある場所に集まってきて、感覚が統合される。その場所を頭頂―側頭―後頭連合野と呼ぶ（図5）。ここは感覚を統合して、現実世界から意味を見出す働きをしている。

たとえば「ふわふわの犬を撫でたら吠えられた」という出来事があったとする。この場所が損傷していると、ふわふわの見た目と触覚と、はげしい鳴き声とがうまく結びつかず、「撫でたら吠えられた」という原因結果が理解できない。それゆえに、「こ

図５】頭頂─側頭─後頭連合野の働き

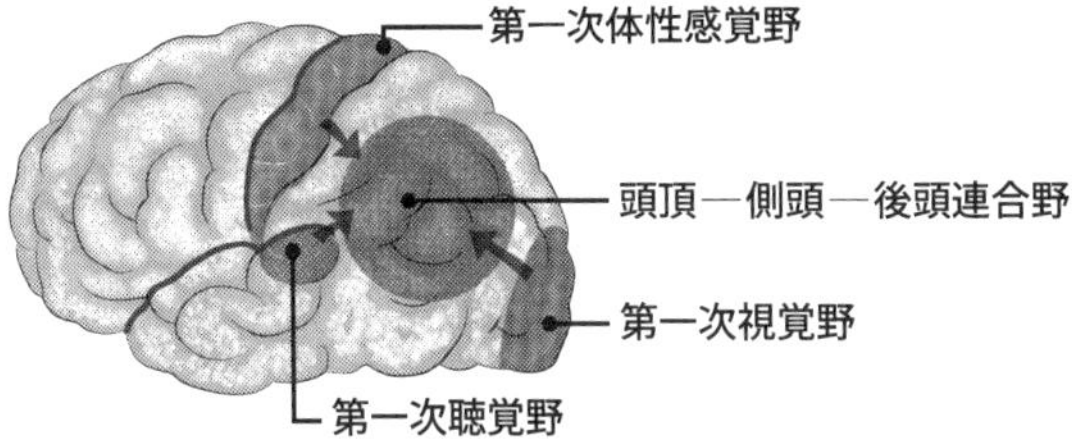


視覚は後頭葉、聴覚は側頭葉、体性感覚は頭頂葉と、感覚情報はそれぞれ大脳皮質の別の場所で処理されたのち、徐々に統合される。その統合をする場所が頭頂─側頭─後頭連合野で、感覚を統合することにより、現実世界から意味を見出す働きをする。

のように撫でることは犬は嫌だったのかもしれない」という意味もうまく抽出できない。

後頭頂皮質の活動低下で、この頭頂─側頭─後頭連合野の活動が弱まると、感覚統合ができなくて、今何が起こっているかよく理解することができず、そのため出来事をうまく記憶できなかったり、ＴＰＯに合った行動が取れなかったりすることになる。

母も長年聞き慣れた音のはずなのに、ご飯が炊けたことを示す音が炊飯器から聞こえてくると、「なんだ？」と原因を推定できないで固まっている。母も感覚情報を結びつけることや、原因の推定ができにくくなっているのである。

## (2) 空間認知の問題

海馬は、後頭頂皮質の内側部（すなわちデフォルト・モード・ネットワーク）だけでなく、後頭頂皮質の外側部とも強いつながりを持っている。外側部とつながることによって空間情報処理をしている。

脳は、時々刻々、自分のいる空間はどんな場所で、自分はその空間の中の特定のどの位置にいるのか、ということを割り出す計算を行っている。その計算にまず欠かせないのが、海馬にある「場所細胞《ばしょさいぼう》」である。

「場所細胞」は、私たちが「ある空間の中の特定の場所にいるときだけ発火する」という特殊な性質を持つ細胞だ。つまり、あなたがある部屋にいるとすると、その部屋の中でAの位置にいるときと、Bの位置にいるときでは、海馬の中の違う「場所細胞」が発火する。そんな不思議な細胞群が海馬にはある。

つまり、海馬は「記憶の中枢」という役割を背負いながら、「今自分はどこにいるのだろう」と、自分の現在地を把握する機能も持っているのだ。

一方の後頭頂皮質は、物体と物体の間の距離を推定したり、前後左右の判断をしたりしている。後頭頂皮質は、(1)で述べたように物事の原因結果や、物事同士の関係性を見出す部位なので、空間の中の物体同士の関係性の判断にも重要な役割を持っているのだ。海馬と後頭頂皮質とが一緒に働くことによって、「今自分はどこにいるのか」「これからどちらの方へどれだけ進むべきか」という空間のナビゲーションが可能になっている。

アルツハイマー病では、海馬と後頭頂皮質の両方の働きに影響が出るから、空間認識、見当識（「自分が今どこにいるか」という認識）に問題が起こり、たとえば道に迷いやすくなるのである。

### (3) 注意の問題

後頭頂皮質外側部は、行動計画の司令塔である前頭前野とも深いつながりを持っている。後頭頂皮質が空間の中の情報を解析して、「今は、この空間の中にあるこの物体に注意を向けるべきだ」という信号を前頭前野に送る。

先に述べた半側空間無視という症状も、後頭頂皮質外側部の損傷で現れる。半側空間無視ほど劇的な現象でなくても、アルツハイマー病のように、後頭頂皮質の活動が落ちれば、空間の中の物体に注意をうまく分配できなくなる可能性がある。

この三つの問題は、お互いに関係し合っていて、簡単にまとめれば、後頭頂皮質の活動低下により、感覚統合ができなかったり、物と物との関係性が理解できなかったり、注意をうまく向けられなかったりして、自分の立ち位置や、世界の意味がつかめなくなるということになる。

「味噌を冷蔵庫からとって、だし汁に溶いてね」と言っても母は、冷蔵庫を開けながら、いつもの場所にあるのに、しかも目の前にあるのに、「味噌はどこにあるのだっけ?」と発見できないことがある。冷蔵庫という空間には、いろいろな物が詰まっているから、そのうちのどれに注意を向ければ良いのかがわからなくなってしまうのだ。

味噌の場所など長年変わっていないから、体で覚えているはず(非宣言的記憶)で、非宣言的記憶は正常なはずなのに、「なぜできないのだろう?」と、はじめは私自身よく理解できなかった。しかし、忘れたというより、注意がうまく向かないからなのだ。「炊飯器はあそこだよ」「お湯はこっちで、水はこっちだよ」「味噌はここだよ」と指を差して母に注意を促すと、「ああ、そうか、そうか」と母は納得して作業を続けてくれている。


ちなみに第1章で、認知症の兆候として、母には後頭部を掻く姿が見られた、と書いた。これは、後頭葉とか、後頭頂皮質とか、そういう脳の部位としての話とは全く関係ないことを補足しておく。

なにか困ったことがあるときに、ポリポリと後頭部を掻くという姿は、『ドラえもん』ののび太君にも見られるほどに、日本人には浸透している行為である。しかし、日本とは違う文化の人たちは、違う場所を掻くらしい。つまり、どうして後頭部なのかということには、人類普遍の根拠はない。

しかし母は、本当によく後頭部を触るようになった。

「それは、そこに違和感があるということではないか？　それなら、そこをさすってあげたり、手をあててあげたりするのがいいのでは？」

人から言われてはっとした。後頭部を触る理由はわからない。しかし、よく触るということは、確かに、違和感があるのだろう。「だから、違和感を取り除けるように、さする」目からウロコだった。昔、お腹が痛いときに、母にお腹をさすってもらうと安心した。本当に痛みが消えていくような気がした。

どうしてもわからないことについては、無視するのではなく、当たり前のことをすればいいのだ。

以来ときどき、母の後頭部から肩にかけて五分くらいマッサージをしている。「あなたの手はあたたかいわ」「気持ちが良いわ」そう言ってくれるから、違和感がとれているかどうかはわからないが、気持ちが良いことはできているようだ。「次は私があなたにやってあげようか？」「あなたは疲れていない？」母は私に身を任せて、そんなことを言ってくる。すっかり「母」に戻るのである。

# 4

# 「その人らしさ」とは何か

## ——自己と他者を分けるもの

この章でももう少しだけ、生活の中の具体的な母の症状を見ていこう。

母は区別を付けるべきところに、区別が付かなくなっている。

たとえば、冷蔵庫と冷凍庫の区別が付かなくなって、冷凍食品を冷蔵庫に入れることが増えていて、毎週決まった曜日に、私は冷蔵庫を開けるとぎょっとする。凍っているべきもので冷蔵庫がぎっしりになっているからだ。

便利な世の中になって、定期的に家に生協のマークシートが届き、それにチェックするだけで、品物が配達されてしまう。足が悪くて買い物に行けないお年寄りには便利だし、必要な仕組みだと思うけれど、母にはうまく働かない。

冷凍のコロッケ、チャーハン、餃子、焼きおにぎり。毎週「これはおいしいのよね」と母は頼んでしまうのだが、冷凍庫にはそれと同じものがどっさり残っている。それを食べきる前に新しいものが来て、冷凍庫には入る場所がないから、冷蔵庫の方に入れられて放置される。消費しきれず、毎週いくつも捨てることになる。

凍っているものが解凍されるとどうなるか、今どれだけ何があって何を注文すべきなのか、そのような判断には、記憶力、現状認識力をもとにした分析力が必要で、母には難しいのだと思われた。

母が自分から楽しそうに毎週チェックしているものを取り上げるのは嫌だったが、食べ物をたくさん捨てることはやはり忍びなくて、マークシートをやめることにした。それによって、食品については一応の問題解決をしたのだが、「区別が付かない」という問題としては、こんなこともあった。


ある日家に帰ったら、母に玄関で「おかえり」と笑顔で迎えられた。「おかえり」と言われて嬉しいはずなのに、なにか違和感を感じた。この日の母の服装は、やけに涼しげで若々しく、よくよく見たら、私の部屋に掛かっていた私の服だった。

服の貸し借りをしたことがないわけではない。むしろよくしてきたことだった。今でも母は友人たちと出かけて、自分の服を新しく買ってくると必ず、「絢ちゃんにも貸してあげるね」と言ってくる。だから、服を貸すこと自体はなんでもないことなのだが、無断で自分のものとして着られること、私のクローゼットと母のクローゼットと、私の服と母の服とが混同されることは、私には不快なことだった。

なぜかと言えば、ただでさえ私が母の意思決定を担うことや、母が今までしてきたことの代わりをすることが増えていて、息苦しくなっているからだ。「自分の洋服まで奪われる！」と、私の領域が完全になくなるような気がして、強い怒りを感じた。

「どうして私の服を着ているの？」

「これは絢の服だっけ？」

「そうだよ。これはママの部屋じゃなくて、私の部屋に掛かっていたでしょう？」

「どうだったかしら。もしかしたら絢の部屋かもしれないわ」

「なんで私の部屋のものを着るの？」

「絢もママのコートを着たことがなかった？」

「あるよ。でもそれはちゃんと『貸して』って断ってからだったよ」

会話の途中、こんな小さな間違いを責めて自尊心を傷つけてしまったのだろうか、母の小さな顔が真っ赤にふくらんで見えた。母は「じゃあいいわ」とそのスカートを脱ぎ、私に渡すと、素足のまま、そばにあった洗濯物の塊の中をごそごそ探し始めた。下着やタオルがあるだけで、母のスカートはそんなところには入っていなかった。

「風邪を引くよ」

「平気よ、お風呂にもう入るから」

母はそう言いながら、まったく混乱して、洗濯物をまるめたり、開いたりをくり返して、その場に立ち止まり続けた。

「もういいから、お風呂場に早く行って」

私は自分のスカートを手にしたまま、母をお風呂場に連れていった。なんだか鬼婆みたいになってしまった。

母がお風呂に入っている間、全てを見ていた父に「今のこと、どう思った?」と聞いた。

父はこう言った。「仕方がないよなあ。わからないのだから。もともとは人の物を勝手にとるような人ではないんだから。ただわからないだけなんだよ。わかったらそんなことはしない。区別して欲しいと言っても、区別がなくなっているのだから、仕方がない。おまえが夕方に家に帰ってくるまでに、雨戸を閉めておいてあげようと思っておまえの部屋に行ったら、掛かっていた服が目に入って、これを着たいなと手に取ってしまったんだろう」

父の言葉ではっとしたことが二つあった。

一つは、そういえば、母は私の部屋の雨戸を今もときどき管理してくれている。「夜、変な人が絢の部屋に侵入しに来たら、ママは嫌だわ。夜になったら絶対に雨戸は閉めないと駄目よ」しばしばそんなことを言った。服を奪われて私の領域が侵害されたような気がしたけれど、そもそも、私の領域は私だけで維持できているわけではなかったのだった。

そしてもう一つ。父は、母が自分の服と私の服とが「わからなくなった」からといって、母が「変わってしまった」とは言わないで、「もともとそんな人ではないんだから、わからないだけ」と言った。「わからない＝今までと違う、ダメな人」ではなくて、「何かがわからなくなったり、できなくなったりしても、母は母」ということがあるのを父は教えてくれた。

前とは違って、冷蔵庫と冷凍庫の区別や、私の服と自分の服の区別が付かなくなっても、母は母。何かできなくなっても、母は母。「その人らしさ」というものは、「何かができる／できない」とは別事の可能性があった。

## 依存関係の苦しさ

この章では、まず、アルツハイマー病にまつわる「自己」と「他者」の問題を扱いたい。

アルツハイマー型認知症で、大きな問題となっているのは、その人の役割を家族が肩代わりすることが増えて、自立した者同士の関係でなく、依存関係にどうしてもなってしまうということだ。つまり、アルツハイマー病を患《わずら》った本人（自己）と家族（他者）との区別が曖昧になってしまうのである。

その人が今までやっていた、たとえば、電話の取り次ぎや、お金の支払いから、その日一日の予定を決めることまで、その人自身はできなくなるから、代わりに家族がすることになる。また、その人がした友人との約束の時間に、その場所に行く、ということも、家族が代わりに覚えておいて、たとえば車で一緒に行かなければならなくなる。

料理の場面で見たように実際、私や父も、母の判断力の代わりを務めようとしている。

その人の仕事を家族が引き受けすぎて、互いの線引きができなくなることは、互いにとって、精神的にも、体力的にも苦しいことは事実だ。

本人にとって、自分で自分の生活を営めなくなることは、非常に自尊心を傷つけられる。また、家族にとっても、自分の時間がとれなくなっていくこと、相手に合わせた生活になっていくことは、病気の本人と同じくらい、「自分で自分の人生を導いている」という感覚を感じにくくなる。

私自身、たとえば、何かやっている最中に、母のことで対応しなければいけない事態が起こって、そっちへ注意を向けたために、もともとの自分の仕事を放置して、そのまま忘れてしまうということが増えた。母の捜し物につき合っている間に、味噌汁がふきこぼれてしまったこと、それから外出の際に、母の用事でばたばたし、自分の洋服のボタンを大胆にとめ忘れて出ていったこともある。単純に引き受ける仕事の量が多くなったことによって、一つひとつに注意が届かなくなり、私は自分が認知症になったような気がときどきする。母に引っ張られて自分自身がなくなっていくような、母と自分との区別がなくなっていくような、気がするのだ。逆に言えば、認知症の人は、私たちがたくさんの仕事を引き受けてあっぷあっぷしているときの感覚を毎秒毎秒味わっているということなのだ、とわかった。

だから、アルツハイマー病では、家族以外のたくさんの人に関わってもらって、本人も含め家族一人ひとりが、自分自身の時間を作ることは、とても大事だ。家族だけの密閉空間で、深く依存し合った関係になるのではなく、アルツハイマー病の本人も、家族も、外部の人との関係を持って、それぞれ友達に数時間でも外に連れ出してもらえれば、本人は「家族に自分のことが管理されている」という気持ちから解放されるだろうし、家族の方も自分の人生をちゃんと進めている気持ちになれる。私は、母の友人たち、近所の方々に病気を徐々に伝え、今ではたくさんの助けを得ている。そして、自分の友人たちにも伝えて、私自身を気分転換に連れ出してもらってもいる。本当に、周りの人々には感謝の気持ちでいっぱいである。

また、家族以外の人の助けを得るということ以外に、この問題について助けになると思うのは、「自己」と「他者」という認識が、どのように脳の中で作られているかという知識である。私はそれによって、「なるほど、それではこんなことが起きても仕方がないのかな」と思えることがある。

だから、ここでは、脳は自分と他人との区別をどのように付けているのかということを見ておこう。

## 脳は自己と他者をどう分けるのか

自己と他者の区別のなくなり方や、その程度は、関係性によって異なっている。たとえば、母娘だったら、同性であるがゆえに、もともと近い部分があって、父と母、つまり夫婦では起こらないようなことが起こる。洋服の混同の問題などである（男物と女物とは大きさも違うから混同することはあまりないけれど、女物同士は混同しやすい）。

朝、家族全員の洗濯物を一つの洗濯機で洗ってしまうと、私が帰宅する前に母が片付けてくれていることがあって（それは今の母の能力を思えばすごいことだし、ありがたいのだが！）、私の下着、母の下着の区別なく、どこかわからない場所へしまわれて、聞いても思い出してもらえずに、いつの間にか母のものになったり、行方知れずになったりしてしまう。母の習慣を観察していると、大体どんな場所にしまう可能性があるかということはわかってくるが、それでもときどき見つけることができないままになってしまう。

脳の中には、「これは自分の所有物だ」「これは他人の所有物だ」「これは自分の運動だ」「これは他人の運動だ」「これは自分の考えだ」「これは他人の考えだ」と自分と他人とを区別する働きをする部位がある。

物にせよ、運動にせよ、考えにせよ、何かがあるときに、それを自分のものであるか、他人のものであるか、判断するいくつかの部位があって、これらの部位が異常に活動したり、傷ついたりすると、自分と他人との区別が付きにくくなってしまう。

これが典型的なのは、統合失調症《とうごうしっちょうしょう》という病気である。この病気では、「あいつが俺を殺そうとしている」というように、本当のところ死にたいと思ったのは自分であるのに、その自分の意思を他人の謀《はかりごと》のように勘違いすることがある。また、「あの人と私とはつきあっている」と、その人とつきあいたいとただ自分が思っているだけなのに、それが世界の事実だと思い込んでしまうこともある。すなわち統合失調症では、自分と他人と、自分の世界と外の世界とが区別できなくなる傾向があって、それは、自分と他人との区別を付ける脳部位の働きに異常が起こっているためである（実はアルツハイマー病で異常が見られる後頭頂皮質外側部は、この区別を付けるときに大事な役割をしている)。

それを押さえた上で、ここで注目したいのは、ある考えや行為が、自分のものか、他人のものか、ということは、脳がその考えや行為を起こした「後」から貼り付けるものだということだ。自分のものか、他人のものかは、後付けで判断されるものだから、実は統合失調症の人に限らず、誰でも間違うことがよくある。以下の例で説明しよう。


「こっくりさん」をやったことがあるだろうか? こっくりさんは、文字盤の上で複数の人間が石などの上に指を置いて、「霊」に質問をすると、石が動いてそれに対する答えを一文字ずつ示していくという、お告げ聴きの行為である。

物理学者のマイケル・ファラデーらは、この石は、「霊」によって動かされているのではなく、石の上に指を置いている人間のうちの「誰か」によって動かされていることを証明している。文字盤の置かれた机の上に加わった圧力を測ることなどによって、誰の始めた運動かが突き止められ、人間に間違いないことが明らかになった。

しかし、面白いのは、その動かしている当人には、「自分がやっている」という自覚が抜け落ちていることだ。「自分は動かしていない」と心底思い込んで、「石が勝手に動いた!」「霊が動かしたのだ!」と他の人と一緒になって驚くのである。

このような例から、ある運動に対して、原因になり得る人が複数いれば、人間は簡単に、「自分がこの運動の主だ」という「感覚」を失ってしまうということが明らかになった。こっくりさんでは、石に複数の人が指を置いていて、動かす可能性のある人が自分以外に複数いる。それだけで「自分がやった」という感覚がするりと抜け落ちてしまうのだ。

逆に、自分は実際にはやっていないのに、自分がやったと感じてしまう場合もある。ある運動が起きたとき、その直前に、たまたまそれをやろうという意思が自分にあったなら、本当には自分が引き起こした運動ではなくても、自分がやったと思い込んでしまう。

たとえば、誰かのことを憎らしく思って、「あんな人はどうにでもなってしまえばいい！」と思った直後に、その人が転んで怪我《けが》をしてしまったら、「自分のせい」で彼は怪我をしてしまったと、誰でも思うものではないだろうか。

運動が起こったとき、たまたまそれが自分の意思と一致していれば、それは自分の運動に「感じられ」、また、運動が起こったとき、他にもその意思を持つ可能性がある人が横にいれば、それは自分の運動には「感じられ」なくなる。

いずれにせよ、運動が起こった「後」に「誰がやった」ということが判断される。すなわち、「自分がやった」「他人がやった」という感覚は、後付けで生じるものであり、簡単に抜け落ちたり、くっついたりする、一つの「感覚」に過ぎないのである。

なぜこんな話をここでするのか？　それは、次のことを言いたかったからだ。

私たちが普段思っているよりも、自分と他者との境界は曖昧である。

私たちは、他人のやった運動を、自分のものだと思ったり、自分のやった運動を、他人のものだと思ったりしてしまう。つまり、日々誰もが少しずつ他人になりながら、また他人に入り込まれながら、暮らしている。他人と自分の間には、いつでもグレーゾーンがある。

私の洋服の中でも、少々子供っぽい鳥の模様のシャツや、派手なピンク地のワンピースなどは、母は手に取らない。母が着てもおかしくないようなものだからこそ、母は間違う。間違いは、二人にオーバーラップがあるからこそで、すなわち、どちらでもいい領域に起こることなのだ。

そして、こんなことも起こる。認知症の母が家に居ると、洗濯物や何かがなくなった場合、本当は私がなくしたのだとしても、それを母のせいにしがちになる。物をなくす可能性がある人が、しかも、「より」可能性がある人が、私にとって存在しているからである。つまり、理不尽にも母を犯人にしてしまうことがあるのである。

## 「お財布を盗られた」妄想は、どうして起こるか

病気を持たない人たちでも、このように自己と他者の区別は曖昧になる。それならば脳、しかもその区別を付けることに重要な部位に問題を抱える人たちが、自己と他者の区別が難しくなるのは当然である。アルツハイマー型認知症では、症状が進んでいくと、「お財布を盗られた」という妄想を持つことがよくあると言われている。これも実は、自分の意図と他者の意図との取り違えの一つである。

お財布は、とても大事な物なので、強く存在を覚えている。そして、本人が「お財布はどこだったかな?」と確認しようとしたとき、たとえば、前回出かけたときに、いつもとは別の鞄で出かけて、お財布をそれに移し替えた、ということを忘れているとすると、いつもあるべき鞄に「今ない」という事態が生じる。

アルツハイマー病の人にとっては、最近の出来事の記憶は頼りにならないので、「今ない」という事実しかないことになる。「ない」のはおかしい、自分は何もしていない(通常誰でも自分が自分でお財布を隠すということは考えづらいはずだ)、だからこそ、自分以外の「誰か」が何かしたのではないかと推測することになる。自分以外にやる人は、他の人しかいないからである。

現状のおかしさには、脳は、なんとか理由を付けて理解しようとする。だから、こ

の病気の人でなくても、大事な物をなくすなどして、うまく理由を辿れないと、「あいつが悪いのではないか」と他人を疑ってしまう。今現在の状況（「大事な物がない」という状況）と、常識（「自分で自分の物を隠したりはしない」という常識）から、普段からそれを一番やりそうに見える人に濡《ぬ》れ衣《ぎぬ》を着せてしまうのだ。

記憶に問題があって、事実を注意深く一つひとつ振り返って「今どうしてこれが起きているか」という理由を見つけることが、私たちよりもずっと難しくなっているアルツハイマー病の人々には、どうしても物事の取り違えが多くなる。

## 他人の気持ちを推論する仕組み「ミラー・ニューロン」

もともと誰の脳の中にも、自分と他人とを区別なく扱うシステムがある。顕著なのは、「ミラー・ニューロン（鏡の神経細胞）」だ。

脳の中には、自分が特定の動作をするときに（たとえば、食べ物を手で口に運ぶときに）、活動する神経細胞群がある。その細胞群の一部は、不思議なことに、自分は何もしないで、他人がその動作をする（食べ物を手で口に運ぶ）のをただ見ているときにも、自分でやっているときと同じように活動する。それがミラー・ニューロンである。

ミラー・ニューロンは、他人がある行動をしているのを見れば、自分の頭の中で、自分があたかもその行動をしているかのように活動する。自分と他人とを鏡に映したように活動するのである。

なぜこのような神経細胞があるのか？　このような神経細胞があることによって私たちは、「こういう状況で、こういう行動をすると、どういうことが起こるのか」と、頭の中で、他人が体験したことを疑似体験することができるのである。それによって、私たちは「こういうときには、こういう振る舞いをすると良いのか」と、自分の行動の可能性を広げることができる。

さらには、「こういう行動をするときには、どういう気持ちがするものなのか」「この行動は、どういう意図でするものなのか」というように、一度頭の中で他人の行動を自分でやってみるからこそ、私たちは、他人の気持ちや意図を推論することができるのだとも言われている。

他人と、自分とを、同じものと見なすことによって、他人の気持ちや意図が推論できる。自分を広げていくこともできる。人間の発達段階のはじめに、他人と自分との同一視が必要なのである。

## お寿司屋さんでカッパ巻きだけを食べる母

他人の意図を知るために、他人と自分との同一視が必要である、と書いた。しかし、他人の意図を「正しく」汲《く》むというのは、なかなか難しい。

先日私は、たまには母でなく、父のことをいたわる日を作りたいと思って、父は魚が好きだから、家族でお寿司屋さんに行こうと考えた。普段の料理は、母の好みを優先しており、実質、父の好みを無視してしまっていた。

母は、生ものを拒絶する可能性があったのだけれども、「たまにはパパが好きな物を食べさせてあげたいから、お寿司屋さんはどうかな？　良いお寿司屋さんだから、生臭い物や、変な物は絶対に出てこない。それだったらママは食べられると思う？」と確認をしてみたら、母は「大丈夫よ」と言った。

それで私にとって少し背伸びをした素敵なお寿司屋さんに行った。母が食べないという可能性を一応は考慮して、カウンターでおまかせではなく、テーブル席でお寿司のセットを頼むことにした。

結果、母は、カッパ巻きにしか手を付けなかった。なんとなく予想していたことではあったが、お寿司屋さんに来てそれはないよ、と私はがっくりきてしまった。

子供が招待してくれたのだから、とか、良いお寿司屋さんで生ものに手を付けないのは失礼だから、とか、他人の意図を汲んで、少しは苦手な物にも手を出してくれたらと思うけれど、どうもそれは難しいらしい。

しかし、母がこちらの意図を汲みにくいだけではない。どうして母がこのような振る舞いをするのかという、こちら側からの母の意図の推測も難しい。

このような行動を取られると、母が「他人の意図に無関心」で、「自分の好みしか考えていない」ようにどうしても見えるから、つい「ああ、母は、今までとは変わって、わがままになってしまった」と考えてしまう。

しかし、母は、本当に他人がどうでも良くなってしまった、自己中心的になってしまったというよりは、後頭頂皮質の問題で、単に拾える情報が少なくなって、見るべきものに注意を当てられていないから、相手の気持ちを汲みにくいだけなのかもしれない。

それに、「初めてのお寿司屋さん」という、新奇な環境への不信感や、生ものの消化に関する体の問題もあるのかもしれず、「わがまま」なのではなくて、ただ「本当に食べられない」のかもしれない。

こういうことを家族が「こんなにやってあげているのに伝わらない」と思い始めると、キツくなる。「今までだったらこんなことはなかった」「母だったら私の気持ちを大事にしてくれるはずなのに大事にしてくれない」と、理不尽に耐えられなくなって、

「母には何をやってあげても無駄だ」と絶望してしまうのである。

## サリーとアン課題

他人のことはまず自分を通して理解する。しかし他人はそれだけでは理解しきれず、「自分＝他人」という仮定であまり行きすぎるとうまくいかないことがある。

これについては、他人とのコミュニケーションが不得意な、自閉症の子供の研究が示唆的である。

自閉症の子供がなかなかクリアできるようにならないと言われている「サリーとアン課題」と呼ばれる課題がある。

サリーとアンが同じ部屋の中で遊んでいる。その部屋にはバスケットと段ボール箱とがある。今サリーが、バスケットの中に自分のおもちゃをしまって、その部屋を出ていった。今度はアンが、サリーがいない間に何を思ったか、そのおもちゃをバスケットから出して、段ボール箱に移してしまった。そしてサリーが帰ってきた。さて、今サリーはそのおもちゃで遊ぼうとして、バスケットと、段ボール箱、どちらの方を覗くだろうか？

これに答えるという課題である。

典型的に発達した大人は、バスケットと答えることが多い。——サリーは、アンが移し替えたことを知らないので、まだおもちゃはバスケットの中に入っていると思うはずだからだ。

しかし、自閉症の子供は、段ボール箱と答えることが多い。——今おもちゃは実際には段ボール箱に入っていることを、自閉症の子供自身は知っているので、サリーがおもちゃで遊びたいならば、段ボール箱を見るはずだと思ってしまう。自閉症の子供は、サリー自身はアンが移し替えたことを知らないこと、自分とサリーでは知っている内容が違うことを理解するのが難しいと考えられている。

つまり、他人のことが本当に理解できるようになるためには、他人のことを自分と同じと考えて想像してみながらも、自分と他人とは完全に同じ条件で生きているわけではないから、他人は自分とは別の知識、別の仮定を持っている可能性がある、ということを理解しなければならない。

典型的に発達した子供は、大体四歳くらいでこのサリーとアン課題に、大人と同じように「バスケット」と答えられるようになる。結局、発達のどこかの時点で、自分と他人とを切り離すことが、他人のことを深く理解できるようになるためには必要なのだ。

## 共感の脳活動

脳の中では、他人と自分とを同一視するのが基本ではあるのだが、人間は発達するに従って、本当に他人のことを理解するために、徐々に他人と自分とを切り離していかなければならない。

この切り離しは、家族など、親しい間柄であればあるほど、難しいのだと思われる。脳の中には、たとえば、人が痛みを与えられているのを見ただけで、自分が実際に痛みを受けているように活動する部位がある。自分の体には直接痛みは受けていなくても、他人が痛がっていると、本当に「痛い！」という反応が自分の脳の中に起こる。これがいわゆる「共感」の脳活動だ。

この「共感」の脳活動の度合いは、痛みを受けているのが誰かということで変わる場合があることが知られている。自分にずっと優しかった人が、痛みを与えられているところを見れば、自分に冷たかった人が痛みを与えられているのを見るよりも、私たちの脳は、ずっと強く共感して「痛たたた！」という活動をする。

同じように、自分のパートナーや、自分の子供に何かが起こったときは、赤の他人に対するよりもずっと強い共感を持つことは、想像にかたくないだろう。夫婦や親子は脳の中でがっちりと一体になっていると考えられ、それゆえに、切り離しが必要になったときには、難しいことがあると思われる。

アルツハイマー病になった後、もともとの関係性が親しければ親しいほど、その人と自分との切り離しがうまくいかず、「この人には伝わるはずだ」「自分が思っているとおりに受け取ってくれるはずだ」と仮定し続けてしまう。

私は、母が自分の意図や感情を汲んでくれることをどうしても当然だと思ってしまう。だからこそ伝わらなかったときのショックが強いのである。

## 私の誕生日を忘れた母

私にとって、母と自分との関係が脅かされ、考え方を変えなければならない、と思った決定的な出来事は、私が生まれたときの状況を母が思い出せなくなったことだった。

「あなたが生まれた日は、とても寒い日だった。夜から病院に行って、コンクリートのような冷たいベッドに寝かされて待っていた。いつまでたっても出てきてくれなくて、お医者さんも、看護師さんも、『こういう状態になったら呼んでください』と言って、とうとう諦めて出ていってしまったのよ。当時は、出産の立ち会いなんて誰もやっていなくて、パパもそこにはいなかったのよ。一晩中、一人でブルブル震えていたわ。本当に寒かった。あなたは早朝になってやっと出てきたのよ。本当に困っちゃった」

母が昔から何度となく語り、教えてくれた私の「世界の始まり」である。

しかし、二〇一六年は、母からこれまでのように笑顔で「お誕生日、どうしようかしらね」と話題を振られることがなかった。父の誕生日も、兄の誕生日も、私の誕生日も、みんな忘れられていた。

私の誕生日が近づいたとき、「私の誕生日はいつでしょう?」と母に聞いてみると、「いつだったかしらね」と母は気まずそうに笑った。それでもなんとか推測してもらおうと思って、「私はどんな状況で生まれたの?」と聞いてみた。寒かったことを思い出せば、少なくとも「冬だ」と推測できるかもしれないからだ。「うーん、どうだったかしらね」と母は後頭部を掻いた。「寒かったって言っていたじゃない?」「うーん、忘れちゃったわね」母はとても苦しそうにした。

一番高い頻度で聞かされてきた話が、母から取り出せなくなったことは、私にとってはショックなことだった。

子供を産むという体験は、私はしたことがないが、その人の人生を特徴付ける大きな出来事のうちの一つだと言われている。強い感情が生じた出来事は、脳の感情の中枢といわれる扁桃体が、海馬に「これだけは忘れるな!」と強い信号を送るから、他の記憶よりもずっと忘れにくくなる。自分の子供が生まれたときには、それこそ強い感情が湧いたと思われるのに、その状況を思い出せないなんて、異常事態というか、私にとっては、私と母とのつながりが切られてしまったような、また、母という人間の基盤自体が崩れつつあるような感じのすることだった。

しかし、この出来事を母の目から見たらどんな風になるのだろう、と考えてみた。私にとっては「世界の始まり」の話だから、その崩壊は致命的に思われる。しかし、母にとっては、ずっと子供と暮らした長い人生の中の一点に過ぎず、大事な一点だったとしても、それに引き続いて、いろんな驚きと、難しさと、喜びと、悲しみとがあっただろう。そして、すっかり子供が成人して、仲良く暮らしている今がある。その「今」は母にとって、自分が初めて大きな病気をして、今までになく大変な人生の時期かもしれない。

人間にとっては、神様に命を与えられたことは一生の幸運でも、神様にとっては、人間に命を与えるなんて、いつものなんでもないこと、というのと同じように、私にとっては、一生に一度の出来事でも、母にとっては、少なくとも兄と私で二回は経験した出来事である。それに、その状況は、何度も私に話して聞かせてきて、しっかり授けたのだから、自分が病気で辛い状況に置かれているときにまで、覚えている必要はなくなったのかもしれなかった。ギフトは他人に与えてしまえば、自分の手元に残らないものなのだ。

母に今までどおり、私のために動いてもらうことを期待するのではなく、自分が今度は母のために何ができるかを考える時期に入ったのだと思った。

## 脳は徹底して効率化を図る

私が生まれたときの状況の記憶は、母にはもう必要のない記憶になったのかもしれない。そもそも脳は、徹底的に効率化を図るものである。

それはこんな実験から説明することができる。

美術館に行って、彫像を見て帰ってくる。この時、ただ見て帰ってきた人と、見た上で最後に写真を撮って帰ってきた人と、どちらの方が後々までその彫像のことを細部にわたって覚えているか、ということを調べた実験がある。

結果は、前者の、ただ見て写真を撮らずに帰った人の方が、彫像のことを後々まで詳細に記憶していた。写真を撮ると、写真に残っているから、わざわざ自分の中に残しておく必要はない、と脳は記憶を手放してしまうのだ。

人の話を録音したり、メモしたり、ということも、写真を撮るのと同様で、録音機やノートという、脳が記憶の外部装置として使える物があることになるので、脳は記憶を手放してしまう。

「後ではもう見られない、聞くことができない」という条件が、脳そのものを本気にするのである。写真、録音機、ノートなど、後から別の場所を頼れば、また見られ、聞くことができるならば、脳は効率化を図って、参照先だけを覚えておくことにする。

写真や録音機やノートに記憶を外部化しておいて、必要なときにそれを参照しに行った方が、脳は、他の、くり返しのきかない大事なものを蓄えられる。

誰かに語る、ということもこれと同じなのだ。母は、私に十分私の生まれた状況を語ってから、忘れた。脳としては、誰かが、何かが、覚えていてくれれば、いいのである。

母は別に、忘れたからといって、子供が大事でなくなったとは言っていない。

私は大事な記憶を忘れられたから、私のことが大事でなくなったのだと短絡的に考えてしまったけれど、ただ、母は記憶を私の脳を使って外部化しただけで、私が大事でなくなったわけではないのだ。

洋服を混同したのは母だけど、自分の思いと母の思いとを混同しているのは、私だった。

ここで、断っておくと、私が実家から出たことがないということもあり、私と母は、非常に親しい間柄でずっとやってきた。娘と母といっても、とっくに自立して、お互いに気持ちの良い関係を築けている方々もいるだろう。その人たちには以上のような問題は起こらないのかもしれない。母と自分が違う人間だなどということに、あらためて驚き、ショックを受ける必要もないのかもしれない。

アルツハイマー病の問題とは、患者本人の問題だけでなく、家族側の問題、そして患者と家族の間の問題も大きいのである。

## 母という役割、娘という役割

私と母という関係から見られることをもとに、話を続けさせてほしい。母と娘との間では、第3章でも、台所に立つという中でどちらが主導権を握るかという問題が生じていた。母と娘とでは、母と父との間では起こらない問題があって、洋服でも女物同士だから、区別が曖昧になった。条件の重複が大きいからこそ、私と母とは互いに自分の領域を確保するのが難しくなった。

また母は娘に対して、守る「母」であろうとし、娘も守ってくれる「母」を望んでいた。しかし、現実には娘が母にあれこれと世話を焼いて回る場面が増えていた。自分の期待と現実が正反対になってしまうからこそ、互いに、時にうとましくなっていた。

今までの「役割」を、今までと同じように、保ち続けていこうとしてしまうことがある。

しかし、役割についていては、ミルグラム実験と呼ばれるもので、強制されたり、あまりにもこだわったりすると、非道な結果を引き起こすことがあると示されている。この実験は、強制収容所へのユダヤ人の移送に指導的役割を務めた、アドルフ・アイヒマン裁判の検証から始まった。彼は、権力者からその役割を任され、数百万のユダヤ人を殺害してなお、着実に任務を果たしたことを誇った。彼がもともと極悪な人物であったのかといえば、そうではなく、ごく普通の、凡庸な人物だった、と哲学者ハンナ・アーレントが分析している。普通の人物でも、自分に与えられた「役割」を背負いすぎて、本当に非道なところまで行ってしまうことがあるのである。

母という役割、娘という役割も、入り込みすぎない方がいいところはあるのかもしれない。役割に入り込んで、理想的な像だけを追って、現実のその人自身を忘れ去ってしまうことがあると思われる。

また「できる人」「できない人」、「面倒を見る人」「見られる人」という意味で、介護という状況自体が権力関係を作り出す可能性がある。「介護者」「被介護者」という役割を担ううち、介護者には「やってあげている」という意識が、被介護者には「やってもらっている」という意識が、いつのまにか作り上げられて、「私がやってあげているのだから逆らうな」「私が悪いのだから逆らってはいけない」となってしまうこともあるのかもしれない。

これは、病気になってしまった人の主体性の感覚、自由を奪うことである。そして、介護者の自由も奪うことである。「なんで私がやってあげなければならないの？　私には私の生活があるべきなのに、あなたのせいで奪われている」という気持ちになるからである。

だから、互いを守るために、きっと何もかもを大まじめに「私がやってあげなくては」と引き受けようとしない方がいいのである。互いに一生懸命になってしまうことによる害というものもあるのだ。負担にならない範囲で自分にできることをすればいい。それは強調しておきたい。

## 「家族がわからなくなる」「自分がわからなくなる」とは、どのようなことか

今まで書いてきたことをまとめると、次のようになる。

アルツハイマー病では認知能力が衰える。それで本人の領域、家族の領域が守れなくなって、互いに主体性の感覚や、自由が奪われることがある。そして、それはアル

ツハイマー病の人の問題ではなく、家族側が、その人に、今までと同じであることを期待してしまうことが問題であったりもする。

それから、何かが「できる／できない」と、「母らしさ」は別なのかもしれない。母にできないことが増えて、私が傷つくことがあるのは、私が母と自分とをうまく切り離せずに、また、母と娘という役割にとらわれて、母という個人が見えていないからなのかもしれない。

では、母の「母らしさ」とは、一体何なのだろうか？

今までできたことができず、自分が知っているとおりに振る舞う母でなくなっていくのを見ることに、喪失感が伴うのは確かである。つまり、認知能力の衰えによって、一部「母らしさ」が失われるのは、疑いなく事実である。しかし、認知能力が衰えても、残っている「母らしさ」があるならば、それは一体何なのか？

この問題に本格的に取り組む前に、まず、認知能力の衰えの中で、本人にとって、また家族にとって、最も大きなインパクトを与えるものは何か、何ができなくなったら一番嫌か、ということを考察しておこう。

アルツハイマー病で起こる認知的問題で、本人や家族が恐れていることの一つは、「友人や家族の顔を見ても、それがその人だとわからない」という現象だろう。

アルツハイマー病が進行すると、実際にそのような状態になることがあると知られている。顔はわかっているけれど、名前が思い出せない。そして、その段階も越えて、顔を見ても誰だかわからないし、親しみさえ湧かない、という状態になることはある。

起こるとするならば、それはどのようにして起こるか？

それは、脳の萎縮が海馬に留まらず、大脳皮質にまで大きく及んだときであると考えられる。くり返し述べてきたように、大脳皮質は、記憶の貯蔵庫と考えられている。

大脳皮質の側頭葉に位置する紡錘状回《ぼうすいじょうかい》と呼ばれる部位が、今まで出会ってきた人の顔の記憶に重大な役割を果たしている。強い衝撃、脳腫瘍《のうしゅよう》、脳梗塞《のうこうそく》などで、この部位が傷つくと、「相貌失認《そうぼうしつにん》」という病気が起こることが知られている。

ある人の顔の目や鼻といった、一つひとつのパーツは認識できるのに、顔全体を一つのものとして認識することができなくて、それが「誰か」と言えなくなってしまう病気だ。

目が見えなくなったわけではなく、顔はもちろん見えているのに、それが「誰か」がわからなくなってしまうのだ。

アルツハイマー病で、脳の萎縮がこのような領域に及べば、「相貌失認」を起こして、親しい人がわからなくなってしまうことがあり得る。

また、「カプグラ症候群」と呼ばれる奇妙な症状も存在する。

なんらかの原因で、扁桃体など脳の感情に関係する部位の異常が起こっていると、家族、恋人、友人という自分にとって大切な人たちを見ていながら、「見た目がそっくりのニセモノと入れ替わっている！」と信じ込んでしまうことがある。

「カプグラ症候群」は、相貌失認とは違って、顔を見れば、たとえば「この顔は私の夫だ」ときちんと認識できる。夫であることは視覚的認知としてはわかるのだが、感情に関係する脳部位の異常により、その夫を見れば当然湧くはずの親しみの感情が湧いてこない。

それで、脳は「夫なのに、親しみの感情が湧かない」というこのちぐはぐな状態をなんとか理解しようとして、「そうか、本物だったら自分に親しみが湧かないはずがないから、この人は、そっくりなニセモノなのだ」と理由付けしてしまうのだ。

カプグラ症候群も、アルツハイマー病の進行でときどき起こることが報告されている。

このようにして、家族や親しい友人を認識できなくなってしまうことがある。それは、自分の人生に深く関わってきた人々、人生の中で一番大事なものの記憶を失うことであり、他人の顔の記憶の喪失でありながら、決定的な「自己」の喪失とも言えるかもしれない。

これは自分がいつかそうなると想像すると、確かに恐ろしい状態である。また、家族や友人としても、忘れ去られてしまえば、「ああ、この人は自分の知らない遠くへ行ってしまった」と深い悲しみを感じることだろう。

## 認知能力が失われても、残るものは何か

認知症は、「記憶が失われ、家族の名前も、顔も忘れてしまう、自分が自分でなくなってしまう病気」「自立性が失われ、大事な人の重荷になる病気」「治る薬がない病気」。これはある意味、事実である。それだけを聞くと、本当に恐ろしい気持ちになるだろう。

法律で安楽死が認められているオランダやベルギーでは、意外な形で認知症が問題になっていた。その恐ろしいイメージにより、まだ自分の頭がはっきりしているうちに、認知症になったらいかなる治療も行わず、安楽死させるように意思表示する人が増えているという。

しっかりしている自分が「自分」であり、記憶力や判断力が衰えた自分は「自分」でない。惨《みじ》めな状態にだけはなりたくない。弱い自分が許せないから安楽死させて欲しい。――みんな、強い自分だけを自分と思いたいのである。

そのような気持ちは私にもあるが、弱い自分が惨めだというのは、まだまだ「強

い」人が持つ、幻想なのかもしれない。

幼少期、思春期、青年期と、これから人生はどんどん良くなっていく、まだ見ぬものが待っている、いろいろなことを身に付けて自分は将来何を達成できるだろう、と楽しみに、いわば人生の強く明るい面だけを見て暮らす時代がある。しかしそのような明るい時代が多くの人にあるのと同様に、身に付けたことを徐々に忘れて、蓄えた体力も弱っていく、明るいとは言えない時代も、多くの人が経験することになっている。それなのにそちらの方は、まるで「ないもの」として無視してしまったり、「惨めだ」と考えてしまったりする。

特に、アルツハイマー病になることは、「惨めな状態」に見えるかもしれない。脳の病気で、人生の大事なことまで思い出せなくなってしまうのだから。しかし、それは想像するには不幸だが、本当にアルツハイマー病になった本人が、人生を惨めにしか感じないものなのか、どんな風に感じるものなのかは聞き取り調査してみなければわからない。

アルツハイマー病は、記憶力、判断力、コミュニケーション能力などが低下する病気だからこそ、話の一貫性が期待できず、本人たちの証言は、聞いても仕方がないと思われて、そのような必要な調査が長い間行われずに来てしまった。

本当にアルツハイマー病になったらどんな気持ちになるのかが明らかにされていな

いからこそ、事前のイメージにより、「そんな状態になったら生きていても仕方がない」「それだったら殺してくれ」と安楽死を希望してしまう人たちが出てきたのである。

そのような人の一人にマルゴという名前で知られている人がいる。彼女は、認知症になって、症状が進行したら安楽死をしたいと意思表示した。しかし、マルゴは実際に病気が進行していくと、自分がかつてそのような意思表示をしたことを忘れて、毎日施設で提供されるピーナツバターサンドイッチを幸せそうに食べていたという。彼女は、記憶力、理解力を失っても、幸せに暮らしていた。

このように、他人が想像するアルツハイマー病、また、まだ病気になる前に想像するアルツハイマー病と、今現在アルツハイマー病である人の実感は違う可能性がある。少なくとも、アルツハイマー病の人には、幸せを感じる能力が残っている。「今現在幸せな状態にある人を、覚えてもいない事前の意思表示に従って安楽死させるべきか？」そんな議論も起こっている。

## 認知症患者は自分の状態をどう感じているのか

このような流れの中で、認知症患者が、自分の状態を本当にはどう感じているのか、自分に起こっている問題について気付いているかどうか、また、病気に対して自分でどう対処しているか、についてインタビューを行って、彼ら・彼女らの発言を真剣にとりあげる試みが始まった。

二〇〇七年にオランダの研究者マリケ・E・デ・ブールによりまとめられたレポートによると、結論は、①「認知症は自分で何もできなくなる恐ろしいだけの病気」なわけではなかった。②認知症になることにより、様々な苦しみやネガティブな感情が出てくることは否定できないが、彼ら・彼女らは病気に対してただ受け身でいるのではなく、その困難を乗り越えようと、様々な戦略を見つけ出し、試している。③第三者から見ると一見おかしな行動も実は、自分の問題を乗り越えるために考え出した行動であることが多い。

つまり、認知症を持つ人々は、自分たちなりに状況を理解し、その状況に必死で適応しようとし、症状が進めばまた適応し直そうとする、生に積極的な人々だったのである。

具体的に説明しよう。

アルツハイマー型認知症の重要な診断基準にもなっている、「自覚がない」という症状がある。アルツハイマー病の人は、忘れたことを忘れてしまうし、注意力も適切に働かないことがあって、文脈にそぐわない振る舞いや発言をして、そのことに気付かないことがある。他人から見れば、「え?」という行動をしても、その異常さに気付かない。

海馬が損傷して今のことが覚えられなかったなら、今の自分の行動の奇妙さを自覚できないのは当然なのかもしれない。だからこそ、この「自覚のなさ」をもって「病気」と判定されてきた。しかし、この自覚のなさが実は、一種の「適応」だということが、インタビューによって明らかになったのである。

私の母も、私が切羽詰まって「病院に行こう」と初めて口にしたときは、そういえば怒ったのだった。「自分の体の状態くらい自分が一番わかっている。駄目になったら自分で病院に行きます。なんでもないのだから、放っておいてちょうだい」

自分の状態の深刻さがわかっていないのだ、と私はその時悲しく思うばかりだった。だから、インフルエンザの予防注射に行くフリをして、かかりつけ医に「最近他に困ったことはないですか? 記憶とか」と話題を振ってもらうように事前に根回しまでして、病院に連れていったのだった。

しかし、驚くべきことに、当日赤の他人である医者からそう言われると、母は突然素直になって「少しだけ忘れっぽくなっているかもしれません」と答えた。それですんなり「では一度検査してみましょう」と、大きな病院に紹介状を書いてもらって検査が始まった。

つまり母は本当に自覚がなかったわけではなく、娘に自分が異常であるかのように言われることが辛かったり、娘に対して病気であることを自分で認めるのが辛かったりして、否定しただけの可能性があったのである。赤の他人には素直に言えるけれど、自分が守ってきた「娘」には、自分の弱さを見せることができなかった。

デ・ブールの報告によると、初期の認知症の人々にしたインタビューでは、ほとんどの人が、自分の症状に多かれ少なかれ自覚的だった。彼ら・彼女らは、自分の状態に対する心配や不安を口にした。そして彼ら・彼女らは自分が一番傷つくことについて語った。それは、人前でミスをすること、家族に認めてもらえないこと、家族が自分の代わりに全部やってしまおうとすること、だった。

彼ら・彼女らは、自分がしてしまうミスにより、また、それに対する他人からの反応により、自分が無能であると感じ、自我が傷つけられ、脅かされていた。そのように自覚的だからこそ、失敗を隠し、とりつくろっていた。第三者はこのとりつくろいを見て、「自覚がない」と判断していたが、自覚があったからこそ、本人たちは、必死で自分を守ろうとしたのである。

具体的には、私の母に関しては、あるスーパーのトイレの鍵の構造が、自分が慣れている家のトイレの鍵の構造と全く違っていて、開けかたがわからず、出られなくなってしまったことがあった。他人の助けによって、なんとか救出されたのだが、救出されたとき、母はお礼も言わずに、いつものように手だけ洗って、素早くトイレを出ていった。その場にいた私の方がパニックを起こして、泣きながら、人々にお礼を言った。しかし、このとき母は、「助けられたことがわからなかった」からスタスタと出ていったのではなく、あまりのショックで少しでも、「何も起こっていない」「大丈夫」と、自分の自尊心を守ろうとしたのだと私は感じた。その後一日中、母が真っ青な顔をしていたからである。

このような「自覚」の問題、失敗に気付かないかのような行動と同じく、アルツハイマー病の人が、今までやっていた仕事や料理をやらなくなったり、人前に出ることを嫌がったりするのも、「認知能力の衰え」のせいだけではなかった。このようになるのは、失敗するかもしれないことを減らし、自尊心が傷つけられる機会を減らして、確実にできることだけをやって、自分なりに満足感を得ようとするからでもあった。彼ら・彼女らは自分がどうしたら満足に生きていけるか、どうしたら他人の迷惑にならないでいられるか、どうしたら他人の役に立てるのか、と自分の症状に対する対策を練っていたのだ。

現実には起こっていない、筋の通らない、妙な作り話が増えるのも、時に、無神経、無感覚のようになるのも、その人が必死で自己を保とうとしている証なのだった。健康な人も、新しい状況に出会って、不安を抱いたり、自我が脅かされたりしたときは、自分をよく見せるようにはったりを言ったり、自分の期待に合った情報しか受け付けなくなったりする。認知症の人々に現れる「ちぐはぐな」症状は、「正常な」問題対処能力を最大限に使っているからこそなのだ。

なにより、認知症になって大分時間が経った後でも、幸福だと感じる瞬間があるそうだ。マルゴのピーナッツバターサンドイッチはまさにそうであるし、施設でも通常、彼ら・彼女らができないことに配慮がなされ、できることをやらせてもらえる場所、他人がやりすぎないで、簡単なことでいいから自分が主体性を感じられる場所、小さなことでいいから人の役に立つことができて、人から認めてもらえる場所なら、そこが好きになるし、楽しむことができる、と報告されていた。

決して、「できない」ことは、「衰え」のせいだけではないし、「惨め」なだけでもないのである。

## アルツハイマー型認知症の人々の社会的感受性

アルツハイマー型認知症の人々は、少なくとも初期の場合、社会的感受性は健康な人と同じであることが示されている。たとえば、アルツハイマー型認知症と比べて稀《まれ》な認知症の一つとして、「前頭側頭変性性認知症《ぜんとうそくとうへんせいせい》」という、最初の脳の異常が、海馬でなく、前頭葉や扁桃体など、社会性や感情を司る脳部位から起こる認知症がある。この認知症の人々の、会話をしている最中に人の目を見つめている時間を調べてみると、異様に長かったり、短かったりする。

それに対してアルツハイマー型認知症の人々は、健康な人の目のやり方と変わらない。アルツハイマー病の人々は、人の目線に適切に関心を持ち、敏感でいるからこそ、たとえば自分が犯してしまったミスに対して、人がどんな顔つきをしているかなどを正確に認識してしまうのだ。

この意味で、特に、海馬以外の脳部位が比較的正常に働いているアルツハイマー病「初期」の人々は、感情的な危機に立たされていると言える。自分の症状にまだ慣れておらず、たくさん戸惑うことがある中で、人の反応は正確に読み取ってしまうからだ。記憶以外は正常だからこそ、いたたまれない、耐えられない。この時期に自殺願望を持つことが多く、オランダでは安楽死の意思を示す人たちが多く出るのだという。

しかし、重要なのは、その時に想像する悲観的未来と、実際の未来とは違って、「人は適応する」ということだ。人間は、自分の状態を必死で理解しようとし、間違いを受け流す方法、できることをやろうとする方法など、なんとか対処方法を見出していく。同様に、家族も、その人の状態に慣れ、その人を守る方法、自分が動揺しない方法など、対処方法がわかっていく。だから、事態は改善されていく。まだまだ、幸せは残っているのである。

人間は、どんな状態に置かれても、残っている脳部位を使って、自分を守り、生き抜く「適応」をする。「学び」というのは通常、より多くを覚えること、正しいことができるようになっていくことを指すのだと思うが、自分の与えられた状態を自分なりに受け入れ、生きる希望を見つけ出すことも学びと言って良いのではなかろうか？

それは、どんどん新しいことを覚えていくことと同じくらい大事な、一つの人間の能力ではなかろうか？

萎縮が海馬だけに留まらず、大脳皮質の様々な領域に広がっていってなお、残っている脳部位を使って、人間は、自分の置かれている状態に最後まで適応しようとする。家族のこと、友達のことを忘れてしまってもなおだ。死ぬまで残るこの適応の能力を、また実際にどうやって最後まで生きたかというその全てを、「自分」あるいは「その人らしさ」と言ってはいけないか？

他人から見れば、その状態は惨めかもしれない。

現在の自分も、未来の様々な認知能力を失った自分を想像して、やはり惨めだと思うかもしれない。

しかし、どれほど脳が萎縮しても、何がわからなくなっても、幸せに暮らすために、脳は努力するもので、その過程は十分、尊重されるべき「その人」なのではないだろうか？

私は、若く、元気な「良い時」だけでなく、最初から最後までを含めて「母」という存在を見つめることを知ったのかもしれない。

## 認知症だったカント

『純粋理性批判』などの著書で、西洋哲学に重大な影響を及ぼし続けている一七二四年生まれの哲学者イマヌエル・カントは、晩年、記憶力の障害を伴う認知症を患っていたと言われている（アロイス・アルツハイマーが初めてアルツハイマー病の症例を発表したのが一九〇七年である。カントが亡くなったのは、その百年以上前で一八〇四年。カントが埋葬されてしまった今となって、カントがどの型の認知症であったか特定することは困難である）。

カントは「人間はどうしたらよく生きられるのだろうか」と、人間の「理性」について誰よりも深く考え続けた人である。そのような人でも認知症になるのだから、「あのカントでさえなるのならば、誰に起こったって仕方がない！」と私など元気を与えられてしまうが、どうだろうか？　人は怠《なま》けもので、努力をしなかったから認知症になるのではないのである。

カントは実際の人物としては非常に社交的で、会話の達人だったという。毎日のように、食事会に出かけていったり、自分でも開いたりして、その時は必ず、一人ひとりの話をよく聞いて、ポイントを明確にして、ユーモアたっぷりにみんなで話し合えるようにしたために、最後には誰もが気持ちよく帰っていったという。

しかしそんな知性の塊のような人物が、亡くなる数年前から何度も同じことを言うようになり、「六月、七月、八月は夏の三ヶ月」という自明なことまで、ノートに書き付け確認するようになった。機知に富んだ楽しい会話などできなくなったし、話を通じ合わせることすら困難になった。

重要なことに、大井《おおい》玄《げん》の『呆けたカントに「理性」はあるか』によると、この偉人の劇的な変化に対して、周りの人たちは、自分のことを忘れられてしまってもなお、誰もバカにしたり責めたりしなかったのだという。

あまりにも彼の哲学的業績が偉大だったからだろうか？　また、それまでの生き方が、「自分がしてもらいたいことを他人にもせよ」「他人を手段としてではなく目的として扱え」と、自分で記した思想どおりに、徹底的に他人を大事にした驚嘆すべき人物だったからだろうか？　周囲のカントに対する尊敬の気持ちは消えなかった。

カントには、攻撃性、徘徊など「周辺症状」と呼ばれる症状がほとんど出なかったらしい。言葉を交わし、心を通じ合わせることができなくても、周りから崇められる神様のような存在として、生涯穏やかさを保ち、幸せに暮らした。

何を忘れてしまっても、何ができなくなっても、その人を崇めることは可能であり、周りの尊敬によって、その人の在り方が変わることは確かにあるのだ。

最後までその人が幸福に生きるという「その人らしさ」を支えるために、周りの人にもできることがある。

カントのような偉人にしか、こんな風には生きられないのかといえば、そうではない。それを示す例が、臨床心理学者であった河合隼雄の『「老いる」とはどういうことか』に出ている。この本によれば、一昔前、北海道のアイヌ民族は、村の老人が「呆け」て、言葉が通じなくなったとき、「神用語を話すようになった」と考えて、つまり、自分とは心を通わせることができない神様のような存在になったと考えることによって、仲良く暮らしたらしい。自分と他人とを「違う」存在と考えることによって、大切にしていくことができるのだ。

# 5

# 感情こそ知性である

アルツハイマー病になったことによる母の変化を思い返してみる。

まず、真っ青な顔でソファに座っていることが多くなり（ただし後にこれは改善され、笑顔も見られるようになった）、好きだった合唱《コーラス》の練習をしなくなった。そもそも社交的な人だったのに、自分から外に出ていくことがなくなった。そして、メニューを決め、小さなステップを積み重ねて仕上げる必要のある料理ができなくなった（しかし自分がやりたいという気持ちが強くあって、料理を私に完全に任せるようにはならなかった）。好き嫌いが激しくなって、私の料理を嫌がった。それから、今ここに存在しない人について、その人が存在するかのような、思い違いをするようになった。また、今まで「ツー」「カー」だった母娘だが、お互いの意思を正しく認識することが難しくなった。

アルツハイマー病の治療、支援、研究を率先して行っているアメリカのアルツハイマーズ・アソシエーションの出した「家族へのアドバイス（Caregiver Tips & Tools）」によると、アルツハイマー病による典型的な人格変化は以下の八つである。①無気力、②それまで楽しんできた活動への興味の喪失、③被害妄想、④誤った思考をする、⑤

社会的引きこもり、⑥意思決定ができない、⑦自主性の喪失、⑧他者への無関心。

上記の症状と見比べてみると、まさに母は典型的な人格変化を経過していると言って良いだろう。

「⑧他者への無関心」についてだけ、さらに二つの具体的な母の症状を示して、補足しておこう。


病名が確定してからちょうど二年が経った秋のことである。栗ご飯を炊いたので、仏壇にお供えしようと私が持っていったとき、香炉《こうろ》の灰に、マッチが頭を下にして挿さっていることに気が付いた。ここはお線香をお供えするところなのに、「マッチがなぜ？」と驚いて引き抜くと、すぐ横にまだ四本挿さっていた。マッチは灰にまみれていたが未使用の状態だった。「なぜ未使用のマッチが五本も逆さまに香炉に挿さっているのだろう？」と私は思った。

このように容易に意味がわからない行動は、やはり母のものだろうと思われて、母に確認すると、「マッチ？　変ね。私はそんなことはしないわよ」と言われた。父に確認すると、「俺はそもそも仏壇をおまえたちに任せていて近寄らない」と言われた。

確かに長年、毎日仏壇を気にしてきたのは母で、父がお線香を供えるのはお盆や命日くらいだった。だから、おそらく母がいつもの習慣で仏壇に寄ったときに、マッチを箱から出したはいいが、突然付け方がわからなくなって、しかしそのままだと危ないと思って、目の前の香炉の灰を見て「ここに挿せば安心だ」と行動したのだろう。

その瞬間は、母の中では「香炉＝お線香をお供えする場所」という「意味」が壊れて、「灰＝火消し」という直接的な「意味」しか持たなくなったのだと思われた。

私や父が世界に対して貼り付けている意味が、ときどき母の中では通じなくなり、母は、たとえば、「火ならば灰」のように、より直接的な意味というか、狭まっている母の視野の中で短絡的に結ばれたその場だけの意味で、行動してしまうことがある。

後から私が「香炉というのはお線香を挿す場所だから、マッチはこっちの入れ物に入れてね」と言って、母に香炉の本来の意味を思い出させたら、「灰＝火消し」という意味は消え、「香炉にマッチを挿すなんて、私がそんなおかしなことをするはずはない」と私や父と同じ意味での反応に変わった。

母の行動は、しばしば短絡的になっている。だから周りの人間は、母の注意の幅が狭くなっていて、その狭い世界の中で行動することがあるということを理解していないと、「自分が大事にしている場所でおかしなことがされた」と感じて苦しんでしまう。「他人の気持ちをうまく認識できない」という意味で、私は、こういうことがアルツハイマーズ・アソシエーションの言う「⑧他者への無関心」なのだと思う。

もう少し説明しよう。ある時私は、母が好き嫌いが激しくなったのを心配して、仕事の出先で、「これなら絶対に母は喜ぶだろう」という食べ物を見つけた。お醤油で甘辛く煮た大きな紫花豆《むらさきはなまめ》である。母は豆がもともと好物なのだが、時間のかかる豆の煮物は面倒で私はなかなか作れなかったから、「これならぱくぱく食べてくれるかもしれない！」と思って、買って帰った。

しかし、家に着いた時間が遅くて、その日は両親はもう寝ていたので、「次の日に食べてもらおう」と楽しみに冷蔵庫に入れて、私も眠った。それで、朝目が覚めて冷蔵庫を開けると、そこになぜか紫花豆は存在せず、探してみると、台所の三角コーナーに捨てられていた。しかも袋からわざわざ出してである。

母にとっては、自分で買った記憶のないものだったから、「いらない」と思ったのだろうか、それとも、紫花豆は黒っぽい大きな豆で、その見慣れない姿が気持ち悪く映ったのだろうか（アルツハイマー型認知症では、「この物は何だ」という認識が、後頭頂皮質の感覚統合の問題でうまくいかなくなり、黒くて大きな物が虫に見えるなど、勘違いが多くなることが知られている）。私は、「私が喜ばせようと思って買ってきた物を、母がどうして捨てたのか」と、その理由を納得がいくように推測することができなかった。母は意地悪な気持ちから物を捨てることだけはしないと思うのだが、私はどうしても自分の善意が踏みにじられた気がした。この時も、「どうして私の買った花豆を捨てたの？」と母に確認すると、「私があなたが買ってきてくれた物を捨てるはずがないじゃない」と言われた。母の顔を見ると真剣そのもので、目が「そんなことはあり得ない」と私に必死で訴えていた。

これらは、注意の幅が狭まり短絡的に物事をとらえてしまうために、「こちらがびっくりするような行動が現れる」「他者の気持ちをすくい取ることができなくなる」という意味で、「⑧他者への無関心」と言えるだろう。

確かに、これらをされると傷つく。しかし、注目すべきは、前章で述べたように、アルツハイマー病の人々の社会的関心は比較的正常なわけで、本当に他者の気持ちに興味がなくなったわけではない可能性があることである。他人に興味がないわけではなくて、注意の幅の問題で、他人の気持ちに気付かないだけだ、と私は母を見ていると思うのだ。


今まで書いてきた母の変化は、要するに、海馬の萎縮と後頭頂皮質の活動低下、またゆっくりとした大脳皮質全体の萎縮により、記憶力、注意力、判断力など、認知機能が衰えることで見られる人格変化である。

認知機能の衰えによって、確かに母が意思疎通の難しい遠い場所に行ってしまったようで、私は寂しくなることがある。しかし、肝心なことに、これらは、私が「母が認知症かもしれない」と疑い始めた当初に思い描き、おびえていた「人格変化」とは少し別様だ。

というのは、正しく情報が伝わりさえすれば、母は今までと同じ反応を見せるのである。「香炉にマッチなんか挿さないわよ」「あなたが買ってきてくれた物を捨てるはずがないじゃない」という反応もそうだし、以下もそうだ。

父の誕生日に台風が来た。しかし一年に一度の父の誕生日だから、外は大荒れだけれども、やはりケーキを買いに行こう、と両親に伝えると、父は「別に今日でなくて良いし、ケーキ自体なくて良い」と言った。それに対して母は、「行きましょう。しかも、とびきり大きいのを買おうね」と言った。このような発言には、今までと変わらない、しっかりとした父への愛情が見えるのである。

私は、認知機能の作る「その人らしさ」と、もっと根本的な感情の作る「その人らしさ」と、二つのその人らしさがあるのではないだろうか、と考えた。

情報が正しく伝わらなければ、おかしな反応が引き出されることはあるにせよ、情報が正しく伝われば、今までと同じ感情の反応が引き出される。何が好きで、何が嫌いか、物事に対してどういう反応をするか、という感情は、多少極端になったところはあるものの、母はほとんど変わっていないのではないか、と思われる。

## 診断から二年半後の母

認知症と診断されて二年半が経って、失われたものばかりに注目するのではなく、残っているものにこそ注目すべきだということに気が付き始めた。母に残っているものは何か？　最近の母の言動で印象的だったものを以下に六つ記す。

（1）　母が認知症と診断されて二年目の秋のある日、私は仕事で思わぬ失敗をした。家に帰ってきて、母の顔を見た瞬間にほっとして、泣きついてしまった。すると母は「誰かに何か言われたの？」「いじわるなことをする人がいるの？」「絢ちゃんに嫌なことを言うような人がいるの？」と立て続けに質問をした。

認知症になる前によく見た、優しい母の反応だった。

勝手に自分で失敗しただけなので、その質問への答えは全てノーだったのだが、いちいち訂正するのが面倒で、また、そういう昔と変わらぬ母の反応を見るのが嬉しくて、私はそのまま、しばらく母の胸を借りて泣いていた（やはり、甘えられるってすばらしい！）。

すると母は言った。「大丈夫よ。ママにもね、嫌なことを言う人がいるのよ。でも、ママはそういうときはだまっているの。何も言わないことにしているの。できないことっていっぱいあるわ。てきとう。てきとう」

これも非常に母らしい反応で驚いた。また、「嫌なことを言う人」というのは、私が苛ついて、母を怒ったときのことを言っているのではないかと、泣きつきながら苦笑いしてしまった。

今までと同じ感情は残っているし、母なりにたくさんのことを感じて、考えて、学んで、生きているのである。

（2）NHKの朝ドラを母は毎日見ている。朝に見て、昼の再放送でも見て、それでも初めて見るように笑っているので、ストーリーなどは覚えられてはいないのだろうが、欠かさず見ている。それで驚いたのは、ある日、いつものように朝ドラが始まると、そのテーマ曲のメロディーをテレビと一緒に口ずさみ始めたことだ。認知症になって二年半が経って、病気は前より進行しているはずであったが、歌が好きなのは変わっておらず、さらには現在の新しい曲が母の中に定着したのである。母はまだこれからも「新しいこと」を覚えることができるのだと気が付いた。

（3）そういえば二年以上が経った今、母は私に「今日はどこへ行くの?」と朝に聞いてきて、「大学へ授業に行ってくる」と言うと、「そう、がんばってね」と送り出してくれる。その「がんばってね」は、勉強を教えてもらうことをがんばってね、という意味ではなく、生徒の前でがんばって話をしてきてね、というニュアンスに聞こえる。私が、生徒としてでなく、教える側として行くということを、どうやら理解しているようなのだ。認知症と診断されたばかりの頃は、「そんなことやっているの！すごいじゃない！」と初めて聞くように毎回驚いていたけれども、二年が経てば、なんとか覚えてくれたのだ。新しく始めた私の仕事を覚えるのは無理だと思っていたけれど、それも可能だったということである。

（4）　散歩は、母は父と行くばかりでなく、父が不在のときなど、私と一緒に行くことがある。そんなときは、母が普段父とは行かないところに行ってみよう、と思って、家から駅まで歩き、母の実家のある駅まで電車に乗ることが多い。その駅に着くと突然母は主導権を握り出す。

「あっちの道を通ってみましょうか」「あのお店のかんぴょう巻きを買って帰ろう」などと、私の家のある駅の周辺では見られないほど元気になって、やりたいことを言い始める。そして、「この道をまっすぐ行くと、学校に着くのよ」「ここを曲がると神社なのよ」と私に教え始める。口数が驚くほど増える。母には自分が子供の頃の記憶はやはり強烈に残っているのだな、とわかるし、話したいことも、教えたいこともたくさんあるのだということが感じられる（二〇一八年、六月一九日の朝日新聞の記事によると、ドレスデンの老人ホームで、内装を入居者にとってなつかしい旧東ドイツ風にしたら、認知症を患った寡黙な入居者の口数が急に増え、トイレに行けなかった入居者が、案内板が六〇年代のものに変わったことで、行けるようにもなったそうだ。認知症自体は治らなくても、昔の記憶が思ってもみない形で蘇ることがあり、それによって「できること」がこんなにも増えるのは驚くべきことだ）。

（5）二〇一八年六月、サッカーワールドカップの日本対コロンビア戦が放送されたときのことである。日本が南米の国にサッカーで初めて勝った歴史的な日で、次の日も、また次の日も、テレビでサッカーのニュースが流れていた。母は、日本代表がテレビに映るたびに、「あら。お兄ちゃん、どこかしら」と言って、日本代表の中に真剣に兄を探した。兄が少年時代サッカーをやっていたことは確かで、だからサッカーをやっている人たちを見ると、兄を探すのだろう。子供の頃兄は人見知りで、集団の中に入っていかせるのがとても大変だったと母に聞いたことがあった。母にはサッカーのような習い事が、自分の子供の性格を表すこととして、強く記憶されていたのだ、と驚いた。兄は、母の記憶の中では日本代表である。間違った認識でも、これは兄をとても喜ばせた。

（6）アルツハイマー病の人は「自分は失敗してしまう」「なにかがおかしい」ということに気が付いている、と第4章で述べた。病識について、母は二年半が経ってどうなったか？　今でも、母には「自分は何か間違ったことをよくしてしまう」という自覚があり、「最近忘れっぽくなってしまって、いやあね」と笑いながら言ったり、私がミスをしたときには、「間違えたっていいじゃない」と励ましてくれたりする。母は自分が具体的に「認知症である」ということを、わかっているのか、わかっていないのか、わからない。私の家族は、「間違っていい」というメッセージを発するときも、母に対して、直接的に「あなたは認知症だから」という言葉を使っては言わない。その言葉は「母＝認知症」と人物を決めつけてしまうようで言えないのだ。病院では、母に対してはっきりと診断名を言われて、当初それで救われたのは事実だが、それ以来は誰も直接この言葉を使わない。母は薬を毎晩飲むときも、「これは何の薬？」と聞くことがある。その時も「認知症の薬だよ」とは言えず、「体調が悪くならないようにするため」「いろんなことを覚えておくため」という言い方をしている。だから、病識は、前進しているとも言えないし、後退しているとも言えない。もしかしたらこれからは、認知機能の衰えに伴って、後退をするだけなのかもしれない。しかし、母が笑って「忘れっぽくなっていやあね」と言えることは、自分の状態に対し

図6】非宣言的記憶の学習は海馬がなくてもできる

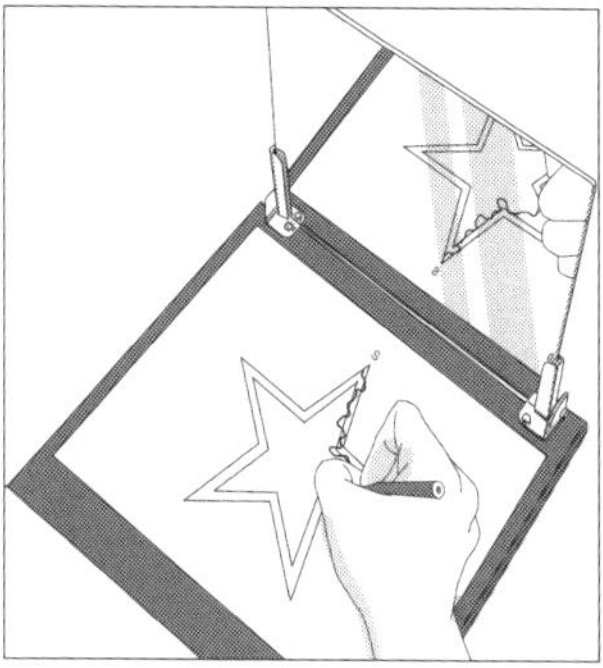

鏡を見ながら、二重線で描かれた星の中にもう一つ星を描く、という例。言語でなく体の記憶である非宣言的記憶は、海馬に依存していないため、海馬を手術で切除したり、損傷したりしても忘れず、新しく学ぶこともできる。

て、今は、落ち着いて受け入れられている瞬間があるということだ。

海馬を含む内側側頭葉を手術で切除して、新しいエピソードが全く覚えられなくなったHMの研究（43ページで一度見たHMである）に関し、特筆すべき重要なことがある。彼は、手術後、たとえば鏡を見ながら、二重線で描かれている、外側の星と内側の星の間にもう一本線を引いて、もう一つの星を描く、という課題（**図6**）に取り組まされた。こんなに複雑な課題でも彼は何度かくり返すうちにうまく描けるようになっていった。ところが、この課題をやったというエピソードの記憶は毎回消えてしまって、もう一度やらされるたびに、言葉では「こんな課題は初めてだ」と言った。それでも、やるたびに精度良く星を描けるようになって、手の運動技術は確実に上がっていった。

これら体の運動の記憶、すなわち非宣言的記憶は、大脳基底核や小脳という部位が司り、海馬依存でないから、海馬を取り去られてしまっても学習ができるのである。

つまり、海馬が傷ついていても、新しく学べることはある。そして、さらに大事なことに、言語では忘れたことになってしまっていても、体の方はしっかり学習していることがあるのだ。

ときどき母の友人が母を食事に誘い出してくれる。しかし、帰ってきた母に、私が「どうだった？」と尋ねると、その友人と会ったことすら忘れていることがある。こんなことがあると、せっかく連れ出してくれた友人に失礼だと思って、私は、ショックを受けてしまう。しかし、これも言葉ではその記憶を取り出せないだけで、母の体には「その人に親切にされた」ということが、確実に、また一つ蓄えられているのではなかろうか？　体としては、外にも出られ、普段会えない友人の顔を見て、普段と違う会話をして、おいしい食べ物を食べて、新しい経験をしているのである。

私は、認知症の人が暮らす老人ホームを見学させてもらったことがある。そこで八〇歳を超え、視力をほとんど失い、アルツハイマー型認知症を患っている一人の男性に会った。その方へご挨拶をするために、私は手を握らせていただいた。その方がその手にぷにぷにと力を入れたり抜いたりして、触覚で私の存在を確かめてくださったのが印象的だった。施設の方に聞いた話では、その男性は入居してから二年くらいが経っていて、職員の名前を覚えることなどはできていないけれど、「おねえさん」「おにいさん」という形で用事があるときは呼んでくれるし、入ったばかりの頃とは違って、安心して体を触らせてくれるようになったという。目が見えなくても、認知症でも、二年が経つと、施設のどこに自分の部屋があって、どこにトイレがあるということも、体で大体わかっているようである。

新しい場所に慣れることは大変なことだ。その男性は、最初は、家族から離されたことにより動揺しており、何度説明しても、そこがどんな場所なのかを理解することができず、毎晩叫んだり、家族の名前を呼んだりしていたのだという。しかし今は、この場所には自分を助けてくれる人がいるのだということを理解していて、その人たちを体の感触として覚えていて、安心して暮らすことができている。

また、その男性とは、会話を交わすことは容易でないのだが、そこで民謡の歌手を呼んで音楽のイベントをやると、彼は落ち着いて手でリズムをとっていると聞いた。目が見えず、またどれほど自分の人生の出来事を鮮やかに蘇らせることができるかわからない彼の内面世界の中に、確実に音楽は鳴っていて、彼は音楽に身を任せて、安心している瞬間がある。

私は、身体的な反応、そして言葉でなく体に積もっていく学習に、非常に希望があるように感じた。

## 脳科学における感情の役割

ここで、現在の脳科学でわかっている感情の役割について説明したい。

感情には厳密に言えば二種類があるとされている。①体の反応（これを「情動」〈英語では emotion〉と呼ぶ）、②その情動を自覚した内容、意識的に感じられた情「感情」（英語では feeling）である。

つまり体の反応は感情の一種なのである。

たとえば、「怖い」という「感情」は、「手に汗を握る」という「体」の反応がまず起こり、それを自覚することで起こる。「好き」というのは、体がついついその対象に近づいてしまうことであり、「嫌い」というのは、逆にその対象から体を引くことである。「好き」とか「嫌い」とかいう自覚が起こるのは、その後のことで、「感情」は体の反応が基本だ。

そして、先に言葉の方でなく体に希望があると言ったのは、感情に希望があるという意味だった。

図7】脳の進化

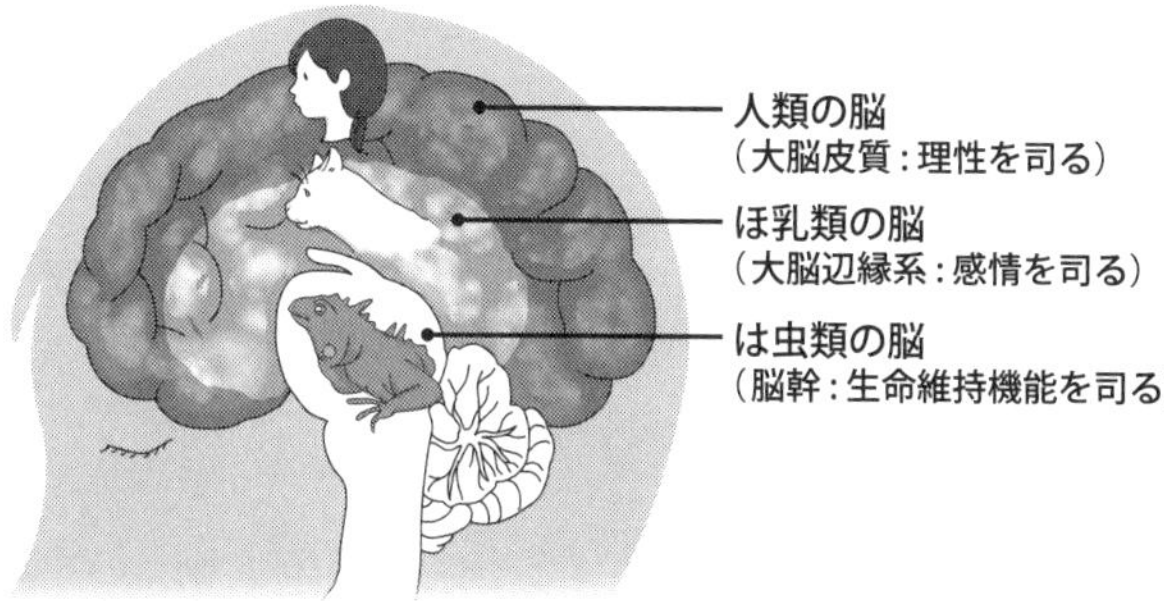


しばしば、認知症の人には、「理性は失われても感情は残っている」と言われる。通常、「思考」など高次の認知機能を司る大脳皮質より、脳の中で呼吸機能など生命の維持に欠かせない部位、体に近い部位、すなわち生物として原始的な部位になるほど、萎縮に対して強く、最後まで残りやすい。

生命の維持に欠かせない機能を司る「は虫類の脳」と言われる脳幹《のうかん》と、物事の理解を生み出す「人類の脳」大脳皮質との間に、感情を司る「ほ乳類の脳」大脳辺縁系《だいのうへんえんけい》は位置している（**図7**）。

物事を論理的に理解する能力や理性をなくして、感情や本能だけになるなんて、動物と一緒なのではないか？　認知症の人たちが、いくら最後まで残っている力を使って精一杯問題に対処しようとするからといって、感情や本能だけになっては、人間らしさがあるなんて言えないのではないか？　と考える人もいるかもしれない。

一体、体や感情の何が希望であるのか、ここから考えてみよう。

## 感情記憶は残りやすい

ある日、朝目が覚めて居間に行くと、母は父に何か怒られたらしい。もう父の姿はそこになかったが、母が「もうパパとは絶対に口をきかない。本当に自分勝手よね」とぷりぷりしていた。

「どうしたの？　何か言われたの？」と私が聞くと、「別に」と返ってきた。私としては、父が怒った理由も知りたいし、母の怒りを静めたいという気持ちもあって、「話してみなよ。何でも聞くよ。どうしたの？」としつこく聞いてみたのだが、「なんでもないわよ。もう絶対口をきかないの」の一点張りだった。

何があったかを説明するためには、時系列で物事を辿っていかなければならない。そのような論理能力は行使できないのかもしれないし、そもそもその出来事の内容自体を既に忘れてしまったのかもしれない。つまり、私に「隠している」というより、ただ「言えない」だけなのかもしれないが、母は、「あの人はひどい。絶対口をきいてやらない」とぷりぷりし続けた。

アルツハイマー病の人に関して、「何が起きたかは忘れてしまっても、その時の感情だけは覚えている。だから『どうせ忘れてしまうだろう』という態度で、認知症の人に接してはいけない」などとよく言われる。実際、この時の母は、夫婦喧嘩の詳細は忘れてしまっても、怒りを覚え続けていたわけだ。ここで、この「感情が残る」とはどのような意味かを詳しく説明しておきたい。

認知症でない人でも、この「感情だけが残る」状態を経験することがときどきある。それはたとえばアルコールを摂取しすぎたときである。

飲み会で、酔いが回ってしまって、いつもだったら言わないようなことを人に言ってしまったことはないだろうか（私はたくさんある）。アルコールの作用で、脳の司令塔、前頭葉の制御が外れて、感情に流されるまま、ものを言ってしまう。また、次の朝目が覚めて、飲み会で交わされた具体的な言葉を思い出そうとしても、飲み会の最中、海馬がアルコールでうまく働かなくなったために、出来事の詳細な記憶が定着されておらず、正確に時系列を追うことができない。しかし、イヤァな感じだけは胸に残っている。それで「うわあ、絶対何か変なことを言ってしまったに違いない」と頭を抱える。これこそ「出来事の詳細は忘れて、感情だけが残っている」状態だ。

アルコールのせいだけではない。たとえば、アップルの創業者故スティーブ・ジョブズは、部下が持ってきたアイディアを聞いた次の日に、「僕はこんなに面白いことを思いついたよ！」と、まるでもともとそれが自分のアイディアであったかのように発表することがよくあったらしい。これは、「いつ」「どこで」「だれが」言ったという出来事の詳細よりも、自分に「驚き」という強い感情を与えたアイディアの核心部の方が重要だからこそ、次の日にその核心部だけが残って、自分が思いついたように感じられたのだと思われる。不思議に思われるかもしれないが、「誰が教えてくれたか」などという、情報源が落ちて、自分にとって重大な意味を持つ内容だけが記憶されている、ということは誰にでもよくある。

有限な脳としては、無駄なものはなるべく排除し、核心部だけ覚えていれば十分だからこそ、多かれ少なかれ細部の記憶を落としてしまうことがあるのだ。

脳の中では、言語的なエピソードとして記憶を定着させる「海馬」のすぐ隣に、「扁桃体」と呼ばれる感情の中枢が位置している（181ページ、**図8**参照）。

何か怖い出来事、嫌な出来事が起こったら、次にそのような場面に遭遇しないで済むように、その時の状況を細かく記憶しておくことは生存にとって非常に重要である。同様に、幸せな出来事が起こったときも、そういうことがまた起こるように、どうして今これが起きたのかと、その状況をよく分析し記憶しておくことは大事である。

だから、良い感情であれ、悪い感情であれ、感情のシステムが働いて、「これは重要だぞ！」という強い感情のシグナルが海馬に届くと、その出来事は、その他のなんでもない日の出来事よりも、強く定着されることになっている。

そしてここで重要なのは、ある出来事が起こったら、感情のシステムがいち早く反応しているということだ。感情を手がかりに、私たちは物事を分析して、理解しようとする。

たとえば、ある物に出会ったとき、それから逃げるか、もっと近づくかを感情のシステムが決める。道ばたで、蛇《へび》らしきものがいたら、蛇か、ただの細長い紐《ひも》かを、はっきりと見分ける前に、恐怖の反応、すなわち、とりあえず飛び上がり安全なところまで逃げる、という体の反応が起こる。

紐か蛇かがはっきりわかるまで動かないより、動いておいて「なんだ、蛇ではなくて、紐だった」と言う方が安全なのだ。

何が起こっているかよくわからないうちに、体がすばやく反応する。これが感情である。これは生き物の生存に関わる重要なシステムだからこそ、多くの動物に備わってきた。

出来事の分析を後からゆっくりとする大脳皮質は、進化的に極めて新しい組織である。分析には、それが本当に紐ではなくて蛇だということがわかるためだけでも時間がかかる。蛇の見た目は、大脳皮質の中の視覚担当の部位で、蛇の音は聴覚担当の部位で、処理が一つひとつなされた後で、最後に全ての感覚情報が統合されて「これは蛇だ」と認識が成立するわけだ。その処理が終了するのを待っていたら、蛇に咬まれてしまうかもしれない。

大脳皮質は、感情のシステムがすばやく動いて（たとえば飛び退くという身体的反応をして）、それが招いた結果も含めて、物事をゆっくりと分析をして、次回はもっといい行動ができるように、経験を蓄えて、修正を行う部位なのだ。

つまり、感情が基本で、大脳皮質は修正を行うに過ぎない。

感情が働けば、海馬が刺激されてその出来事の詳細が記憶されやすくなる。また、感情が基本だからこそ、アルコールで海馬の働きが一時的に悪くなったときでも残りやすいのが、出来事の細部よりも感情自体の記憶である。

「詳細なエピソードは消えても感情は残る」というのは、病気でない人たちにも普通に起こることで、アルツハイマー病では、海馬の損傷のせいで、それが起こりやすいだけなのだ。

母は父と喧嘩をした後に、おそらくその内容を忘れて、「怒り」という感情だけを残していたが、それでは怒りだけを記憶の中に積み上げていくのかといえばそんなことはなく、健康な人の夫婦喧嘩と同じように、その日のうちにすっかり機嫌を直して、父と仲良く散歩に出かけていた。

アルツハイマー病では、新しい出来事の詳細はなかなか脳の中に定着しない。しかし、その新しい出来事に対して感情的反応をすることはできるし、その感情をしばらく引きずったり、その時の気持ちを覚えておいたりすることは、健康な人たちと同じようにある程度できる、ということなのである。

## 感情を司る扁桃体に損傷があると、意思決定ができない

「感情＝素早い身体的反応」ということは先に述べた。

アルツハイマー病では、新しい物事の「記憶」には確かに問題が起こるが、新しい物事に、感情的「反応」をすることはできる。

蛇に出会った事実はすぐに忘れても、「その場」で蛇に対して避けるという行動は取れるし、なんとなく怖かった気持ちがしばらく続いていることはある。

つまり、感情という機能は残っているわけである。

このような機能は、人間以外の動物でも持っている、いわば「下等」な機能に見えるかもしれない。しかし、実はこの感情が人間のモラルや理性の源だと言ったら、驚

くだろうか。

ゆっくり説明していこう。

まず、扁桃体という感情を司るシステムが、事故や病気で傷ついてしまった人には、体の反応が起こりにくくなることが知られている。蛇など、生命を脅かす存在を見ても、飛び退かないし、手に冷や汗をかくことがない。それゆえに、近づいてもいいものだと思って、手を伸ばしてしまう。

また、蛇のような体の危険だけでなく、精神的な危険、たとえばリスクの高いギャンブルも同様で、扁桃体が損傷すると、それに対してなんとなく不安を感じたり、ひやっとしたりといった、体の反応が起こらなくなる。だからこそ、手を出すのをためらわなくなる。

扁桃体に異常が起こると、体の反応が起こらないから、「危険なことはやめておく」という私たちにとっては極めて当たり前に見える理性的判断ができないのだ。

また、扁桃体と近接する大脳皮質の眼窩前頭皮質《がんかぜんとうひしつ》（図8）という部位を損傷した患者も、蜘蛛や殺害現場といった、健康な人が見ると、無意識に一瞬で冷や汗をかくようなグロテスクな写真を見ても、体の反応が起こらない。だから、やはり手を出すべきでないものに手を出してしまう。

しかし、不思議なことに、このような患者は、言葉では「この写真はグロテスクで

図８】扁桃体と眼窩前頭皮質の役割

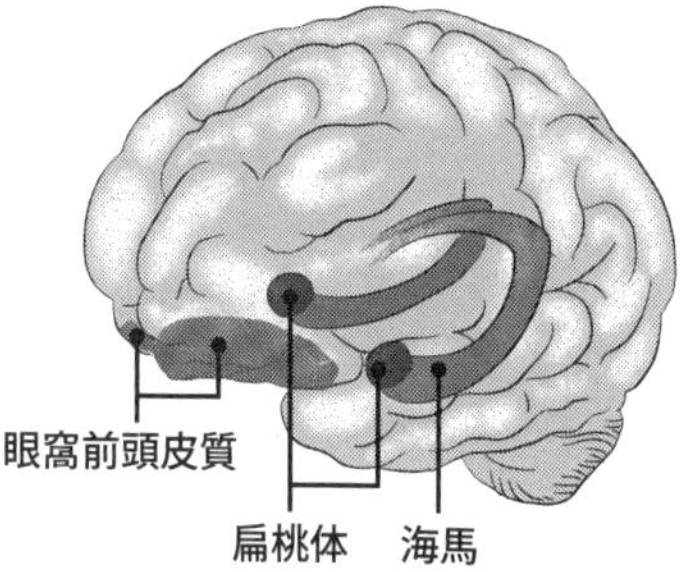


扁桃体は大脳辺縁系の一部で、感情（p.172参照）を司る中枢。海馬の隣に位置する。扁桃体が損傷すると体の反応が起こりにくくなり、そのせいで理性的判断ができなくなる。
扁桃体と強い関わりを持つのが大脳皮質の眼窩前頭皮質。ここが損傷した場合も体の反応が起こらなくなり、意思決定ができなくなる。

すね」と答えることがある。眼窩前頭皮質の損傷では、それまでに蓄えてきた記憶には問題が起こらないため、「このような写真はグロテスクと呼ぶ」という言葉の記憶が残っているからだと考えられる。つまり、正しい感情的反応をしているようで、これは言葉上だけの反応で、体は本当にグロテスクなものを見たときのようには反応していないのだ。

このような人がやってしまうこととして知られているのが、自分の面倒を見てくれている看護師などに、失礼かつ卑猥な冗談を言うということだ。看護師の顔を見て、なんとなく無意識に、「これは言わない方がいいな」と「感じる」ことができないから、口に出してしまう。

彼ら・彼女らは、次回の診察日を決めるなどの、極めて単純な意思決定ができない。「この日はどうですか?」と言われると、良い理由、悪い理由さまざま述べ立てることはできるのだが、結局どの日にするかが決められない。彼ら・彼女らは、知能テストをしてみると極めて正常で、知覚にも、記憶力にも、言語能力にも、運動能力にも、問題がない。すなわち物を見たり聞いたりできるし、今までのことを覚えているし、新しいことも覚えられるし、話せるし、歩ける。だからこそ、日にちについてあれこれと言葉で言うことができるのだが、「じゃあ、いつにしよう」と、最終的に決定することができない。

つまり、いわゆる「知能」が「正常」であることや、いろいろな理屈が言えることと、物事を決める能力とは別で、感情に問題があると、この日に何をするべきか、今何をするべきか、優先順位がつけられず、意思決定ができなくなるのである。

このような脳損傷の人々の例から、感情が人間に価値判断を行わせているのだと明らかになってきた。

## 感情が理性を生み出している

「何かを体で感じる」ことが、人間のモラルのもとである、ということは、次のような例からも言える。

親から虐待を受けている幼い子供は、自分を守るために、「虐待を受けている自分」と、「本当の自分」とを切り離そうとして、体が何も感じないように努めてしまうことがある。

親から激しい性的虐待を受け、保護されたある子供の、カウンセリング映像がユーチューブにある（英語であり、邦訳が待たれる。https://www.youtube.com/watch?v=g2-Re_Fl_L4）。親から離され、養父母のもとに預けられ、安全が確保されたにもかかわらず、この子供には毎晩、自分よりも幼い弟を刃物で刺そうと試みるなど、激しい暴力性が現れた。「弟を刺し殺すために夜に部屋を抜け出すのだ」と語るこの子供の顔に、恐怖や躊躇の反応は出ていない。「刺す」ことに対して、何かしら体が「感じる」ことがなければ、その行動ができてしまうし、どうしてそれが問題なのか、理解することはできない。

体でたくさんの物事を感じて、感情を発達させていくことは、理性やモラルの発達に極めて重要なのである。彼女の名誉のために言うと、彼女はこの後カウンセリングを続け、愛情にも恵まれて、素敵な女性に成長したことがわかっている。感情も、モラルも、育つものなのだ。

我々は、恐怖を適切に感じるからこそ、痛い目に遭う機会を減らすことができる。不安や、それ以外のうまく言語化できないような微妙な感情が動くからこそ、自分にストップがかけられ、理性的な振る舞いができる。

「感情的になるな」「絶対に良いこと、絶対に悪いこととは何か、理性で分析してこそ、適切な行動ができるのだ」などと言われた時代は長く、私自身、そう思い込んできたのだが、ここ数十年の脳科学研究により、これらは必ずしも正しくないことが明らかになった。脳科学の今の常識はむしろ、「感情がないと理性的には行動できない」となっている。

本当は、理性だけでは、何が良いのか悪いのか、どうしても決着がつかないことが人生の中ではたくさんあって、だからこそ、私たちは感情を頼りに行動する必要がある。

## 「ソフィーの選択」を可能にするもの

「ソフィーの選択」(一九八二年)という映画がある。この映画に出てくるメリル・ストリープ演じる主人公ソフィーがある選択をする場面が、感情の役割を考える上で、とても示唆的だ。

ナチスドイツにより強制収容所に送られ、男女二人の幼い子供を連れて、他の被収容者と共に長い列に並ばされているソフィーは、美人で目立ったために、ドイツ人将校に迫られる。「おまえは美人だ。おまえもあの薄汚いやつらと同じ共産主義者なのか?」もしそうでないと言うならば、自分の女として助けてやろう、と言っているわけだ。彼女は、そうではない、自分は敬虔なクリスチャンだ、自分の子供たちも同じだ、と将校に向かって訴える。すると将校は、彼女に悪魔のような取引を持ちかける。「では助けてやろう。キリストも、『子供たちを自分のもとへ連れてきなさい』と言ったな。おまえの子供二人のうちのどちらか一人を選べ。一人だけはおまえと一緒に連れてきて良い。クリスチャンだと言うから、特別に選ぶ権利を与えてやるのだぞ」もしも選ばないなら、子供は二人とも殺されてしまう。しかし、親が自分の子供二人のうちの、どちらか一方を選んで、一人は殺せと言われているわけである。ソフィーは、選ぶことはできないと答え続けるが、将校は、本当に仲間を呼んで子供を二人連れていこうとする。それでついにソフィーは、「女の子の方を連れていって!」と叫んでしまう。

女の子は兵隊に、あっという間に連れていかれる。ソフィーはこうして将校の女となって戦争を生き延びる。しかし、男の子の方を守るという「選択」を自分がしてしまったことが忘れられず、結局戦後に自殺してしまうことになる。

ソフィーはどうすべきだったのか？　この状況には正解など定義できない。「母親がどちらかを選ぶなんてひどい」と言うこともできるし、「どちらも選ばないのはひどい」と言うこともできる。理性で正解は決められない。ソフィーが男の子を選んだのは、男の子の方が好きだったのかもしれないし、その子の方が女の子よりも健康で、生き延びられると思ったのかもしれない。または、本人にも理由はよくわからなかったのかもしれない。いずれにせよ、他人には説明しがたい「感情」があったからこそ、正解のない状況で、それが最終的に良かったかどうかは別として、ソフィーはなんらかの答えを出せたのだった。

通常の人生ではここまでの究極の選択は経験しなくて済むかもしれない。しかし、理性ではどうしたらいいのか決定できない状況というのは、我々の人生にもたくさんある。たとえば、どちらの学校に行くべきなのか、誰を恋人に選ぶべきなのか。実際に選んで先に進んでみなければ、本当にそれで良かったのかどうか決定できない問題ばかりである。あれこれとそれなりに条件を比較することはできるけれども、結局は「感情」に頼って選び取るしかない。

感情は、理性だけではとても対応できないような、不確実な状況で、なんとか人間を動かしてくれるシステム、意思決定をさせてくれるシステムなのである。

## 認知的不協和

我々が「理性」と思っているものは、「感情」から生み出されている。

イソップ童話に「酸《す》っぱい葡萄《ぶどう》」として有名な話がある。

キツネが木の高いところになった葡萄を見て、おいしそうだなあ、どうしても食べたいなあ、と思っている。それで、ジャンプをしてみたり、木に登ろうとしてみたり、考えられる限りの手段で取ろうと試みる。しかし、どうしても取ることができない。あきらめたとき、キツネは突然こう言う。「は！　あんな葡萄。きっと酸っぱくて、おいしくないに違いない」

「おいしいに違いない」と信じたからたくさんの努力をしたのに、自分が取ることができなかったら、「おいしくないに違いない」と真逆のことを信じるようになったのである。その葡萄は、キツネの努力前後で何も変わっていないのにもかかわらずだ。

「おいしそう」と思うことは、「取ることができない」という現実には、都合が悪い。おいしそうなのに取れないのは苦しい。この居心地の悪さを、脳科学では「認知的不協和」と呼ぶ。脳は、認知的不協和を解消しようとして、葡萄のことを「取れなくてもかまわないくらいにまずいもの」と思うようになるのだ。

我々は、キツネと同じように、「おいしそう」から「おいしくなさそう」へと、箇単に自分の信念を書き換えることがよくあると知られている。

たとえば、「何もかもが素晴らしい」と思った大好きな人に対して、自分の方を振り向かなかったら、「なんだ、あんな奴！」と思ってしまうことがそうだ。本当は、その人が悪い人だったわけではなくて、自分が振られて居心地が悪いから「あの人は悪い人だ」と信じ込んでしまっただけなのかもしれないのだ。この時我々は、自分の信念を正当化するために、その人を悪者にしていい理由を積極的に探してしまいもする。すると大抵何かしらは見つかるものなのだ。

つまり、正当性とは、本当に「ある」のではなく、自分の「この状態は嫌だ！」という感情に合うように、その場で「作られている」理屈なのである。

## 感情の判断は信頼できるか

ここまでで、感情の処理は早く、感情が我々の理性のもとである、本当は感情が我々に様々な判断をさせている、正当性も感情によって作られるものなのだ、ということがわかった。

しかし、本当にそんな感情的判断に頼っていていいのだろうかと疑問に思う人もいるだろう。

感情的判断は信頼ができる、という次のようなデータがある。

人間の印象形成に関する実験だ。被験者に様々な人の顔を見せて、その人を魅力的だと思うか、好きか、ということを判断させた。また、もっと性格的な要素、すなわち、その人は信頼できるのか、その人は能力があるのか、その人は攻撃的な人格か、ということなども判断させた。その結果、その全てについて、たった〇・一秒だけ顔写真を見せられて判断するのと、気が済むまで顔を見てから判断するのとで、ほとんど変わりがないことがわかった。

つまり、他者に対する印象は、たった〇・一秒で感情のシステムによって形成される。それは、もっと長く、じっくり見たところで変わらない。

さらに次のような研究もある。

選挙というのは、たとえばアメリカの大統領選など、候補者のこれまでの業績を見て、主義主張を十分に聞き、候補者同士が議論を戦わせるのを聞いてから、投票することになっている。しかし、このような、膨大なお金をかけて発表される大統領としての「能力」に関する情報で、大統領は選ばれているわけではないということが明らかになった。

実は、そのような情報を何も知らない人たちが、候補者の顔写真を初めて見せられて、どちらの方が大統領にふさわしいと思うか直感で選ばされても、実際の選挙戦と同じ結果になるのだ。――しかも、その被験者というのは、子供たちだ。

スイスの研究者アントナキスらが、スイスの五歳から一三歳という子供たちに、フランスの議会選挙の結果を推測させた。子供たちに、船で旅をするコンピューター・シミュレーション・ゲームをさせて、自分の船のキャプテンには、どちらの人物になって欲しいかということを、フランス議会選挙当選の第一位と第二位の人物の顔を見せて、選ばせたのだ。その結果、多くの子供たちが、実際の選挙で一位だった人物の方を、自分のキャプテンとしてふさわしいと選んだ。

我々大人が、たくさん情報を聞いて、理性的かつ慎重に検討して行った判断が、何も知らない子供の判断と同じだった、という結果である。

このような結果に対して、「我々の理性なんて、それだけのものなのだ」と言うことはできる。しかし、逆に、「我々の感情的判断は、それほどに優れている」と言うこともできるのである。

感情的判断は、地球に生物が誕生して以来、どういう状況にどういう反応をすると生き残ることができるのかという経験を、生物が代々積んで進化してきたものである。我々が思っているよりもずっと重要な役割を果たしているのは確かだ。

図９】盲視――感情のシステム

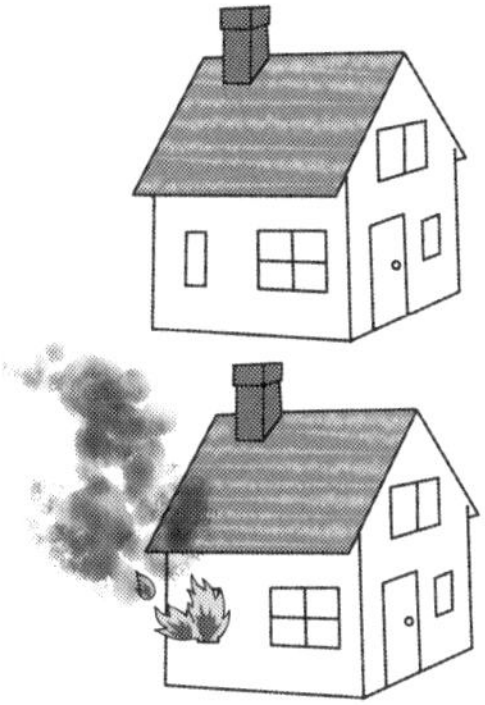

後頭頂皮質の右側を損傷し左側を認識できない半側空間無視（p.87）の患者は、下の絵の火事に気付かない。しかし、「上の家と下の家のどちらの家に住みたいですか？」と質問すると、上の家を選ぶことが多い。患者にはどちらも同じ家に見えているにもかかわらず、17回のうち14回も、火の出ていない上の家の方を選んだという実験結果がある。

## 無意識には見えている「盲視」

第3章で出てきた、後頭頂皮質に傷を受けて、空間の片側半分のものに気付くことができないという「半側空間無視」が起こっている患者の話からも、感情が信頼できるものであることがわかる。

左側を認識できない半側空間無視の患者は、**図９**のような絵を見せると、下の家の左側に火事が起きていることに気付かない。ある患者に、「あなたは上の家と下の家のどちらの家に住みたいですか？」と言葉で聞くと、「どちらも同じ家ではないですか！」と答えたという。しかし、「それでもとにかくどちらに住みたいか選んでくれ」と強制的に選んでもらうと、「まったく同じ家なのに」と言いながら、一七回のうち一四回も、火事のない上の家の方を選んでいた。

これは意識的には見えていなくても、無意識には見えている「盲視」と呼ばれる現象である。大脳皮質の、視覚情報をゆっくり解析し、何が起きているかを最終的に後頭頂皮質でまとめ上げて理解する、という回路の方はうまく働いていなくても、大脳皮質を介さない感情のシステムを使って火事に気付くということができていて、避けることができるのである。

生物が感情のシステムを使って蓄積してきた「体の記憶」は、このような意味で頼りにしても良いものだ。

## アルツハイマー型認知症の人は、胃瘻を自己判断できるか

アルツハイマー型認知症の人の感情にまつわる問題として、大井玄『呆けたカントに「理性」はあるか』の中で提起されているのが、こんな問題である。

適切に物事を理解できず、判断力が信頼できないからといって、たとえば、アルツハイマー病の人が、病気が進行して、自力で食べ物や飲み物をとることができなくなったとき、胃瘻《いろう》をするかどうかということを、本人の意思を聞かずに、他人が決めて良いか？　また、本人が意見を言えた場合は、その表明された意思にはどれほどの信

頼性があるのか？　という問題だ。

アルツハイマー病は進行すると、呑み込む筋力が衰えて、誤嚥性肺炎《ごえんせいはいえん》を起こして、命を落とす可能性が高いと言われている。胃瘻は、皮膚の上から手術で胃に穴を開け、その穴から栄養剤を注入する方法である。胃瘻をすれば、誤嚥性肺炎が減る可能性があるし、栄養が確実にとれるようになるから、寿命が長くなる可能性がある。

しかし、アルツハイマー病では、胃瘻をしても、それによって体力を回復してももう一度完全に自力で食べられるようになるのは難しいなど、本人のＱＯＬ（Quality of Life＝生活の質）を高めるという意味では、効果がないとする報告もある。延命のためだけに胃瘻をすることには、心理的な抵抗を感じる人もいるだろう。

このように、した方がいい点もあるし、悪い点もあるという、正解がなくて、他人には決めがたい問題では、本人の意思が大事になるわけで、海馬や、大脳皮質が萎縮して、理解力、論理的判断力の衰えたアルツハイマー病の人の意思を、どう考えるかだと言うのである。

大井は、アルツハイマー病の人のいわゆる本能的な「好き」「嫌い」という判断は、信頼に値するものだと言い、証拠を挙げている。

「必要になったときに胃瘻を受けたいかどうか」について、認知症でない高齢者の判断と、認知症の高齢者の判断との間には、差が無く、どちらのグループでも、約八割の人が嫌だと答えていた。物事の理解力が衰えていても、胃瘻に関して、認知症の人は健康な人と同じ判断ができるのである。

さらに大井は、確かに認知症を患う高齢者は、物事について一貫した意見を持つことは難しく、その場その場で判断が変わることがあるけれども、自分の身に関しての判断は比較的変わりにくいということを示している。

胃瘻をしたいかどうかについて、初回「嫌だ」と答えた認知症の一四人に対して、三ヶ月から半年あけてもう一度同じことを尋ねると、言語的コミュニケーション自体が不可能になってしまった四人を除外すると、大多数の八人は「嫌だ」と前回と変わらない判断をし、二人はわからないと答えた。すなわち、大体の傾向として、自分の身に起こることについての判断は、認知症の人でも何ヶ月もの間、一貫しているのだ。どんなに物事の理解力が衰えても、彼ら・彼女らの感情的判断は、尊重するべきなのかもしれない。

アルツハイマー病であっても、感情的反応は健康な人と同じであり、それはやはり、生物として進化してくる上で膨大な時間をかけて獲得してきた、生存に役に立つ「正しい」判断なのであり、なかなか失われないものなのだ。

## 蜂の八〇％の正解率が意味するもの

確かに感情や本能は、動物や子供でも持っていて、「嫌い」とか「好き」とか、単純な反応に過ぎないというイメージがある。

しかし、本能は、生存に関わる反応であるからといって、個性のないものではない。実は、本能にこそ、感情にこそ、個性がある。

何を好きと思うか、何を嫌いと思うか、何にどう反応するかは、生まれた瞬間から個人によって違う。

何が大事で、何が大事でないか、生まれながら持っているのが個性で、その個性がまた、それぞれの人生の経験によって、さらに違うものに育っていく。

蜂の研究でこんなことが示されている。蜂に箱の中の迷路を学習させる。どちらの路地を曲がれば餌にたどり着くか、何回も試行させるのだが、蜂は、どちらの方に餌があるとわかってから（すなわち学習が完了してから）もなお、一〇〇回のうち二〇回は別の方に行ってみるという。

つまり、正解率は八〇％。これはゆうに五〇％（正しいか、間違うかが半々）を超える成績だから、どちらの方に餌があるかを蜂は正しく理解していると言えるのだが、わかっているのに蜂は五回に一回は間違ってみせるのである。

なぜか？

自然環境の中では、ある場所に前回餌があったとしても、もう一度そこに餌があるとは限らない。たとえば、嵐が来て、餌場がめちゃくちゃになってしまうかもしれない。正解だからといって、同じ場所にいつも行っていては、いつ餌がとれなくなって滅んでしまうかわからない。だから、間違う可能性を残しておくのだ、と考えられている。

正解から外れるのが、生物として生き残るために大事なことだというのは面白いことだ。

本能で行動するからといって、同じ状況に置かれて、いつも同じ行動をするわけではないし、誰もが同じ行動をするわけではないのである。ある人が別の人とは違う行動をしているからこそ、何かがあったときでも種としての全滅を避けられるという側面もある。

## 感情も知性である

我々の、「知性」に対する考え方は、今まで少々狭かったのかもしれない。

我々はこれまで国語、算数、理科、社会、英語というペーパーテストができることを、「頭が良い」としてきた。つまり、物事を関連づけて理解したり、物事の中からなんらかの法則性を見出したり、また、それをよく記憶したり、後頭頂皮質を中心とした大脳皮質のネットワークがやってきたことを、我々はこれまで「知性」と呼んできた。

しかし、アメリカの発達心理学者ハワード・ガードナーは一九八三年の段階で、「多重知能理論」を提唱している。彼によると、我々が現在「知性」として認めている、言語的知性、論理数学的知性以外に、少なくとも六個は「知性」と呼んで良いものがある。それは、音楽的知性、身体運動的知性、空間的知性、対人的知性、内省的知性、博物的知性である。

音楽が好きで、音楽的知性があれば、音楽家として活躍できるし、身体運動的知性があればダンサーやスポーツ選手として活躍できる。空間的知性があればパイロットや画家として活躍できるし、対人的知性があれば営業の仕事や教師や政治家として活躍できる。内省的知性があれば、自分の内面が詳細に分析できるだけに、他人の内面の分析にもたけていて、カウンセラーや宗教家として活躍できる。博物的知性は自然界の動物、植物、鉱物などの種類を分類することにたけていることで、自然の中で昆虫を追うようなことが好きな人たちは、生物学者や環境保護の運動家として活躍することができる。

すなわち、ガードナーは、世界の中で、人間が活躍する手段はたくさんあって、「知性」はIQ(Intelligence Quotient＝知能指数)や偏差値といった指標で決まるものだけではないと訴えた。

そして重要なことに、この「多重知能理論」の中では、対人的知性(他人の感情がよくわかり、他人と協力して物事を進められる能力)という「感情」に関係するものが一つの知性として認められているのである。ガードナー以降、IQに対してEQ(Emotional Intelligence Quotient、すなわち感情的知能指数)という言葉が作られるなど、感情を知性として認める動きが現れた。

二〇一〇年には、感情が人生での「成功」に結びつく歴《れっき》とした「能力」であることが以下のような形で示された。人間が複数集まって一つのグループとして仕事をするときに、そのメンバーのどんな要因がパフォーマンスを高めるか、グループとしての成績を良くするためには何が必要かが調べられた。

グループとして素晴らしい仕事をするためには、グループの中にIQが飛び抜けて高い人がいることが大事なわけでも、グループ内の人々の平均IQが高いことが大事なわけでもなかった。大事なことは、どれくらいお互いの感情に対して敏感で、お互いを気遣うことができるかであった。たとえば、女性は男性よりも共感能力が高いことが知られている。グループの中に女性が多いほど、グループとしてのパフォーマンスが高かったのである。感情の敏感さは、グループを成功に導く極めて重要な能力だったのだ。

このように、自分の感情がよくわかったり、他人の感情がよくわかったりして、感情のコントロールができるという意味で、現在は、感情が知性として認められている。これからは、ますます広い意味で感情が知性であるということが認められていくだろう。

なぜなら、囲碁の世界チャンピオンを負かす人工知能などの登場で明らかになったように、論理的思考力など、従来の「知性」については、人間よりも人工知能の方に軍配があがるようになってしまった。こうなっては、人間の方が優れているところはどこか、見直さざるを得なくなるはずだ。現在までのところ、人工知能が獲得できないものが「感情」だと言われている。それで実際に、感情の役割の見直しが進んでいる。

そしてもう一方の動きとして、世界中で高齢化が進んでいる。第2章で述べたように、アルツハイマー病のリスク・ファクター第一位は年齢である。年齢が高くなればなるほどアルツハイマー病にかかる確率は高くなる。すなわち、高齢化社会が進めば、当然人口の中で、アルツハイマー病を持つ人の比率が高くなる。それは、誰もがこの病気と無縁ではいられなくなるということだ。

二〇一七年のTED会議（「広めるに値するアイディア」を発信するという目的で始まった世界的講演会）で、リサ・ジェノバが言っているように、もし我々が八五歳まで生き延びたとしたら、同い年の人たちの二人に一人はアルツハイマー病で、もう一人はアルツハイマー病の介護者である。

アルツハイマー病では、「感情」が残る。この意味をポジティブにとらえていくことが必要になっているのである。

## 感情とは、対処能力である

認知症の人にも残る「感情」というものが、想像よりも大事な役割をしていることはわかっていただけたと思う。

私は、脳科学者としてずっと感情の研究をしてきた。

私が考えてきたのは、次のようなことだ。

感情なんて、わかりきったものだと考えてしまうけれど、本当は違うのではないか？

感情は、喜怒哀楽だけで、動物と同じで、大人になって発達することはない、というのは間違いで、年齢が上がれば上がるほど、大脳皮質が発達して、細かいことが見分けられるようになるのと同時に、感じられることが増えて、感情の種類ももっと微妙になるのではないか？

何歳になっても「こんな経験は初めて」という、新しい感情を見つけることがあるのではないか？

そしてそれには生物としての大事な意味があるのではないか？

たとえば、誰かと一緒にいるときには、その人と一緒にいるときにしか感じられない感情というものがある。Aさんといるときと、Bさんといるときは全然違う感情が湧くのであって、それを言葉にしようと思ってもうまく言えない。喜怒哀楽などと割り切れない。出会う人の数と同じほど、感情の種類はあって、まだ見ぬCさんに出会ったときには、まだ人生の中で一度も経験したことのない感情を感じるだろう。

体験でも同じである。私たちは同じことをくり返しているように見えるけれど、本当は一つひとつ違う。「楽しかった夏休み」は同じでも、二〇一六年の夏休みと、二〇一七年の夏休みは、本当は違う感情的「楽しさ」を感じていたはずである。

そう考えれば、アルツハイマー病になった母も、今までと違う経験を今まさにしていて、人生の中での大事な時期を過ごしている、と言えるのではないか？

このような、最後まで続く感情の豊かさこそが、我々が生きることにおいて、決定的な役割を果たしているのではないか？

実際、感情の豊かさが我々の人生の役に立っているという証拠はある。たとえば、たくさんの種類の感情を感じられる人ほど、挫折からの立ち直りが早い、と言われている。

パートナーがエイズを発症し、もう看取るしかない、という状況に置かれた人々の感情の研究がある。このような絶望的状況に置かれた人々は、本当に、ただ絶望しているしかないのか、どうやってこの状況を乗り越えていくのか、ということを調べた研究である。

これによると、パートナーの死まで看病した人々の九九％以上は、そんな絶望的な状況にあっても、明るい感情を持つことができていた。

たとえば、「こうなってしまったことにはなんらかの意味があるに違いない」と状況を分析することによって、良い面を見つけ出して、「肯定的な感情」を得た人がいた。また、「ベッドのシーツを替えたら、とても気持ち良さそうにしてくれて嬉しかった」と、病気の進行は止められなくても、自分のできることを見つけて、「喜び」を見出した人もいた。また、「病院の帰りに、ドアを開けたら夕日がとても綺麗だった」「友人が気分転換に連れ出してくれた」と、暗い気持ちで沈んでいるときに予想外に飛び込んできた一瞬の太陽光、他者の助けに、「感動」した人もいた。

辛い状況だからといって、辛い感情だけが生じるわけではない。

そして一番大事なことに、この絶望的状況に対して、より多様な感情を持つことができた人ほど、パートナーが亡くなった後、その絶望から早く立ち直ることができていた。

絶望的な状況の中で抱いた小さな明るい感情が、のちのち、自分を支える力にまで育つのである。一つの出来事に、どれくらい多くの感情を感じることができるか、それはこの世の中を生き抜く一つの知性である。

## 一つの出来事に複数の感情を感じてもいい

ある日、母の友人が母を音楽会に誘い出してくれた。帰ってきた母に感想を尋ねると、「ぜんぜん上手じゃなかったわ」と返ってきた。ところがその二時間後の夕食中、再び音楽会の話題になると、「すごく上手だったのよ」と正反対のことを言った。

母に話の整合性や論理を求めることは不可能になった。

しかし、だんだん次のように思えるようになってきた。

音楽会の感想といっても、音楽会は一時間半くらい続くのであって、その間には、上手な時間帯も、いまいちな時間帯もあっただろう。どこに目を付けるかでいろいろ変わってくるし、自分の気分によっても、言うことが変わることはあるだろう。

人にはたくさんの気持ちがある。病気で脳が脆弱になった人には、よりそのことが見えやすくなる。私は母を通して、そういうことを学習している。

こう聞かれれば、こう答えるけれど、ああいう聞かれ方には、ああ答えるということがあるのであって、一つの出来事に対して、一つの見方しか持ってはいけないなんて、論理を通せなんて、生身の人間を縛るべきではないのかもしれない、と母を見ていて思った。

私たちは、悲しい出来事だったら、悲しくなるものだと思っていて、その他の感情を持つのは不謹慎というように、感情の発揮する力を抑え込んでしまっている。本当は、一つの出来事には一個の感情しか持てないわけではないし、様々な感情が湧くもので、むしろその方がいいのである。

私自身、母との領域の攻防戦は今でも続いていて、母の状態に対して毎日不安で、時にイライラしている。しかし、確かに幸せな瞬間もある。

たとえば、私が仕事帰りに夕飯の買い物をして、たくさんの荷物を腕に抱えて帰ってくると、母がこう言うこと。「絢ちゃん、すごい荷物ね。自分のお金は蓄えておかないとダメよ。ママとパパにちゃんと請求してね」私はとっくに三〇歳を超えていて、同居させてもらっているというのに、母はまだ私の面倒を見ようとしているのだ。

また、私が仕事へ行くときに、「いってらっしゃい」といつも玄関で見送ってくれること。私が「じゃあね」とドアを閉めた後も、鍵をすぐ閉めないで、私が歩いて門を出るくらいに十分な時間が経ってから、鍵を回す「カチャ」という音が聞こえてくる。私をすぐに閉め出したりしない優しさを感じる。

台所の役割を取り合うのも、洗濯物をなくされるのも、本当に困るけれど、これらは母が自分で仕事をしよう、私の母であろうとプライドを保っていることの証拠でもある。そう考えれば嬉しくなる。

それから、おいしいものを食べると、「絢ちゃんも食べた?」と聞いてくること。自分で独り占めしようとするのでなく、人と分けようとすること。母は、周囲の人たちに向ける愛情をたくさん持っている。

母と一緒で嫌なこともあるけれど、嬉しいこと、学べることがたくさんある。

認知症を見つめて暮らすという体験は、最初に思い描いたような怖いだけの体験ではなかった。そして、このように、理解力が衰えてなお、残っているものが、母が人生の中で大事にしてきたものなのではなかろうか? と、私は母という人を新しく知りなおしている。

「認知症」で一まとめにして、できないことばかり測って、そういうことに気付けなくなることが、一番まずいことで、その人個人の一つひとつのエピソードを見ることが大事だ。

## 豊かな感情が大脳皮質を刺激する

母は、以前に比べて、ソファに座ったままでいることは少なくなったが、自分から外に出かけていこうとすることはまだほとんどない。

人間の子供の研究では、親や、親に代わる自分を守ってくれるあたたかい存在がないと、新奇な環境を探索できなくなることが知られている。子供は、新しいおもちゃが目の前にあっても、親（または、それに代わる、自分を守ってくれる存在）がそこにいなければ、その新しい物に興味を持つことができず、ただ泣き叫んで、親を求めるばかりになる。親がそばにいて、「失敗してもあそこに戻れば抱きしめてもらえて、守ってもらえる」というように、心理的な安全が確保されていれば、子供は「あれに挑戦してみよう！」と自分のエネルギーを新しい外の世界に向けることができる。安全が足りないと、安全を求めるためにエネルギーを使ってしまうのだ。

これは大人でも同じであることがわかっている。大人の場合は、必ずしも、「親」

でなくてかまわないのだが、やはり外の世界に自分を開いて、失敗しても立ち直って、どんどん外へ冒険していくためには、心の安全となる存在が必要だ。だから、母が自分から「何かやりたい」と動くようになるためには、見守ることが必要なのだろう。

また子供では、新しいことに挑戦することは、感情の発達、また理性の発達に非常に大切であることが示されている。

新しいことに出会うと、最も感情が動く。その場での対処を迫られる。また、その自分の反応で事態はどうなったか、それに対する反省も迫られる。つまり、新しいことの出会いは、その場で感情を使うだけでなく、「もっと何をすれば良かった？」と大脳皮質に詳細な分析、反省を促すことにもなる。

また、今まで経験したことがないことに出会うことは、その場ではすぐに言語化できないようなたくさんの感情を感じることである。その場では「なんだこれは」と圧倒されるばかりだが、それゆえに「なんだったのだろう」と長くその経験を反芻《はんすう》して、なんとか理解しようとする。新しい物事との出会いで、大脳皮質は、自分の経験したことに説明を与えようと必死になるのである。

感情の刺激が、結局、感情のシステムと、大脳皮質の両方を発達させることになるのだ。

よく脳に刺激を与えることが大事だと言われるが、その「刺激」というのは、単に目にチカチカする激しい刺激を与えるとか、猛烈に怒って強い感情を起こさせることを言うのではない。

新しいこと、知らないことを、安全性を保った上で経験する、ということが、一番良い「刺激の与え方」で、それは結局、新しい感情を経験させるから、大脳皮質もそれに説明を与えようとして育つ、ということなのだ。

子供だけではなく、アルツハイマー病の人も同じではないか？

周りがあたたかく見守って、アルツハイマー病の人が新しいことに挑戦できるようにする。その人が全然知らなかったようなこと、今までやったことがないことを、安全に体験させる。今まで見たことのないものを見て、味わったことのない感情を感じれば、まだ残っている大脳皮質が必死になってそれを分析しようとする。そういうことで進行が遅れるということは、まだ検証されていないが、十分にあり得るのではないかと私は思う。

## 感情が作る「その人らしさ」

アルツハイマー病では物事の理解力、判断力、記憶力といった、子供の頃から発達させてきた能力は損なわれてしまう。成長の過程で、経験と共にそれらの能力が発達し、その人に生涯の仕事を見つけさせ、その人が積極的に他の人の役に立つことを可能にしてきた。

母は、若い頃は、座っている時間がないくらい、「誰かのために」と動き回っていた。しかし、アルツハイマー型認知症になって、「誰かのために」と思っても、何をしたいのだったか思い出せなくなったり、自分で計画を立てることができなくなったりして、このような「母らしさ」を見ることが難しくなった。

最初は、私も「母が母でなくなってしまった」と落ち込んでいたのだが、今は少し違う気持ちでいる。

「何かが効率的にできる」「論理的に物事が考えられる」「誰かのために何かがうまく実行できる」という能力だけが、母らしさを形成していたわけではないのだ。「誰かのために動きたい」という感情は、今でも変わらず残っていることに注目しなくてはならない。

アルツハイマー病の人たちには感情が残っている。物事が正しく彼ら・彼女らに伝わったときには、彼ら・彼女らは以前と同じような感情的反応をする。そのようなとき、確かに私は「母はここに居る」と感じる。

母は、私たちに対してたくさんの愛情を変わらずに持っている。認知機能の作る

「その人らしさ」の他に、感情の作る「その人らしさ」があるのである。

感情は、生まれつきの個性であり、また、認知機能と同じように、その人の人生経験によって発達してきた能力であり、いまだに発達しつづけている能力である。

アルツハイマー病を持つ人々は、体を通して、新しいことを学び続けることができる。彼ら・彼女らの経験は、意識的に取り出せなくても、体には積もっている。また彼ら・彼女らは、この病気になって、「人生で初めて味わう悲しみ」も感じている。我が家について言えば、そのような悲しみとともに、これほど家族が一丸となったことはなかったのだし、母も「こうなって初めて感じた喜び」があることだろう。たとえば、父と一緒に散歩できることがそうだ。最後まで「初めてのこと」は続くのである。

できなくなっていくことと同時に、生物として大事な「感情」というシステムを使って、その人がどう生きるか、私はそれを見守っていこうと思う。結局母は生涯、母なのだ。

# おわりに　父母と竿燈まつりに行く

八月の東北では、亡くなった人々の魂とつながるお祭りだとか、盆踊りだとかがたくさんあると聞く。死んだ後までつながる方法があるのなら、家族で行って見ておきたい、と思った。それで、思いついた時期と、観覧席の申し込みの時期がぴったり一致した、秋田の竿燈《かんとう》まつりに行ってきた。

この旅行記をもって、この本を閉じたい。

竿燈は文字どおり、長い竹竿《たけざお》に提灯《ちょうちん》がたくさんかかったもので、交通規制された秋田の大通りを、横倒しで、蠟燭《ろうそく》をともされ、妖しく光り輝く船のようになって、入場してきた。

小さな子供たちが一つの隊の先頭を歩き、お囃子《はやし》の女の子たちが続き、そして大人の男性たちが特大の竿燈を引いてやってきた。

何隊も、何隊も、後から後からやってきて、遠くまで行って引き返し、中央分離帯を挟んで光の川ができた。

どこか遠くでピ――――ィッと笛が吹かれ、連隊は停まった。ひいきの隊でも存在しないかぎり、観客は自分の目の前にたまたま停まった隊の技を見ることになる。

横倒しになっていた竿燈が、垂直に立ち上がり、するするするっと不思議に高さを増して、横に立つビル群の屋上にまで届こうとした。長い竹竿にたくさんの提灯を揺らす竿燈は、化け物稲穂のようになって、ゆらりゆらりと大きく揺れた。下に目を移すと、たった一人の男性がたった一本の手で支えているのだった。

化け物稲穂をゆらゆら、ゆら、ら、と片手で頭の高さまで持ち上げたかと思うと、おでこの一点に乗せて、ほら、手は離しましたよと両手を突き上げ、腰をおとし、バランスをとって蟹《かに》のようにささささ、ささささ、と竿燈の動きに合わせて移動した。

かと思うと、横にひかえていた別の男性が、あっという間に受け取って、またゆらゆら、ゆら、ら、と小さな手を空《くう》に突き上げて、今度は自分の背中に竿燈を回し落とした。腰にくびれを作るように体を曲げて、ぐわんとしなる竿燈を、腰一点で支えていた。体の関節という関節を曲げ、おしりを突き出して、ばっちりポーズを決めたら、揺れる竿燈に合わせてぷりぷりのおしりでバックした。

するると、また違う男性が受け取って、頭に、肩に。一分単位でくるくると人が入れ替わる。一方、巨大な竿燈は、上でゆったり揺れている。その下で人間は蟹のごとく。

生命のスケールが目に見えるようだった。どこまでも、どこまでも変わらないものが、小さな人間の上で大きく大きく踊っている。私たち人間は、一瞬の花火のように力を尽くして、入れ替わっていく。

腰一点で五〇キロにもなる竿燈を支えられる男性は、花形だ。夜の闇の中で、顔はよく見えないのにもかかわらず、見ていて心が躍ってしまう。おしりをぷりっと突き出した、ひょっとこのような男性が、なぜカッコいいのかは、まったく謎だ。しなやかで化け物のような竿燈に対して、このひょっとこは、生命の最大の抵抗？「俺たちは、死んでいくとしても、個だ！　個だ！」と叫ぶかのよう。顔が見えなくなると、命の炎だけが余計に輝いて見えるのかもしれなかった。

動きはどんどん激しくなる、竿燈が何度倒れても起こし、頭に乗せ、肩に乗せ、腰に乗せ、ゆらゆら、ゆらゆら、くるくる、くるくる。小さな人間たちはさすがに疲れてくるのか、竿燈は炎を付けたままどんどん観客席の方に倒れ込むようになる。それでもやめない。どっこいしょー、どっこいしょ、という観客のかけ声にも力がはいって、私も息が切れてくる。一層激しく彼らは竿燈を上げ続ける。まだ、まだ、まだ。ピ――――イッと笛が吹かれ、竿燈はやっと降ろされた。

祭りの直前に、秋田市民俗芸能伝承館に寄って竿燈がどういうものかと、実際に触らせてもらっていた。「秋田市民俗芸能伝承館に事前に寄って良かったね。あそこで竿燈を持たせてもらえたから、苦労がわかって、本番のすごさが何倍にもわかったよ」と父。

指導のお兄さんはこう言っていた。

「まず、こうやって竿燈を右の手のひらの上に乗せます。左手で軸を支えてください。視線は、一番上の提灯二つに常に合わせてください。竿燈を自分が動かそうとしてはいけません。重いでしょうが、しっかりバランスがとれていると軽くなります。もし竿燈が倒れてきたら、自分がコントロールしようとするのではなく、竿燈に付いていくようにしてください。竿燈に合わせるのです。バランスがとれたと感じたら、左手を離してくださいね」

「無理です、無理です」

「大丈夫、離せますよ」

もちろん私たち観光客が触らせてもらえるのは、たった五キロの子供用の竿燈だ。次々に観光客が体験して成功させていくのを見ていたが、私は左手を離すことがとうとうできなかった。どうやってもバランスがとれなかった。「ぜんぜん手なんか離せなかったよ！　みんな、なぜできるの？」これが興奮した私の感想だった。

「そう、本当にあれを見ておいて良かったよね」

「持つ難しさがわかったよ」

「楽しかったわね、はらはらしちゃったわ」

両親は、自分が私と一緒に竿燈を持ったかのように語ったが、実は体験したのは私だけだった。祭りが終わった後、秋田の店で私たちは稲庭うどんをすすりながらこんな話をしていて、私は、もしかして、私の人生の中でこの人たちが一番、私が体験することを自分のことのように感じてくれる人たちなのかもしれない、と思った。

私の体験は、母の体験になるのである。


すぐにラストオーダーの時間になる。二二時半で終わりで、隣に座っていた人たちは一寸早く帰っていった。

「隣の席の人たち、ママが幼稚園のときに習っていた、絵の先生の息子さんだったわ」

「ええ？　ここは秋田だよ。本当？」

「うん。きっとそう」

「ママ、大人になってからその人に会ったことあるの？」

「中学生までは一緒だったと思う」

「そうかあ……」

多分その人ではないのではないか。隣の人は聞こえた話の限り、秋田が地元の人たちのようだった。母が秋田に絵を習いに来ていたとは思えない。絶対にその人でないとは言えないけれど。しかし似てはいたのだろう。

秋田で母は、何度もデジャブを経験した。

「あの人、昨日も会ったわね」

「この場所で、前にもラーメン食べたわ」

普通経験というものは、「いつ」「誰と」「どこで」「何をした」という、人生で一回だけのエピソードとして記憶されるものなのだが、何とも違うごつごつしたたった一つの石ころが、川の中をごろごろ転がっていくうちに、丸くぴかぴかの似たり寄ったりの小さな石ころになるように、母の人生の中で、様々な経験が転がって、「いつ」「誰と」「どこで」「何をした」という特定の情報がとれて、思い出せないけれどもなんとなく似たことが前にもあったな、という親しみだけを呼び起こす形に変わっているのかもしれなかった。

そういう発言にこそ、母が人生で経験したことが、集約されているのだろう。簡単に、「論理が通らない」「事実でない」から、母の言うことには意味がないとするのではなく、その中の母の感情を拾って、母をもっと深く理解することができたら良い。そして、一つひとつ、幸せな経験を増やしていけたらいいなと、この旅行を通して私は思った。

これまで、家族や母の友達を中心に、母との関わりを深めてきた。二〇一八年七月、私たちは母の要介護申請をした。これからは、認知症家族の会にも参加して、より世界を広げていけたらいいと思う。それは母だけでなく、父や私にとっても大切だと思うからだ。

母は新しい関わりを持ち、絵や歌、陶芸など介護施設で新しい趣味を作ることもできるかもしれない。父や私も、遊びの場を持つことで心が折れることがなくなると思う。母が認知症になったからといって、父、母、私の時間の全てを「介護」一色にしたくない。人生にはいろんな感情を混ぜることが必要だ。だからよりいっそう、遊びや、交流の場に意識的になり、ユーモアを心がけながら、私も、しっかりと竿燈を掲げていきたい。

この本が世に出ることがあるとしたら、それは、まず河出書房新社の高木れい子さんのおかげである。私が原稿をお見せするたびに、わかりにくい箇所を的確に指摘して、文章の指導をしてくださっただけでなく、「これはどういうことなのですか？」「記憶って本当に不思議ですね」と母の症状や、脳科学の知見に一緒に驚き、人間の脳の可能性を一緒に追求してくださった。そのおかげで、私は母の一見ネガティブな症状にも、時に感嘆して接することができたし、この本の方向性自体を見出すことができた。

それから、もちろん、母のおかげである。母は、認知症と診断されてから約二年半が経った今も、家族に対する深い愛情を持ち続け、自尊心高く生きている。

二〇一八年八月

恩蔵絢子

# 参考文献

**（記憶と感情についての脳科学基礎知識）**

『Principles of Neural Science』Eric R. Kandel, James H. Schwartz, Thomas M. Jessell 著　McGraw-Hill（2000）

『Cognitive Neuroscience: The Biology of the Mind』Michael S. Gazzaniga, Richard B. Ivry, George R. Mangun 著　W. W. Norton & Co.（2008）

**第2章**

**（アルツハイマー型認知症基礎知識）**

Alzheimer's Association による論文：2015 Alzheimer's disease facts and figures.　掲載誌　Alzheimer's & Dementia, vol. 11（2015）p 332-384

『アルツハイマー――その生涯とアルツハイマー病発見の軌跡』コンラート・マウラー、ウルリケ・マウラー著　新井公人監訳　喜多内・オルブリッヒゆみ、羽田・クノーブラオホ眞澄訳　保健同人社（二〇〇四）

**（アミロイド仮説）** Simon Makin による論文：The Amyloid Hypothesis on Trial. 掲載誌　Nature, vol. 559, s4-s7（2018）

**（薬の効果）** 毎日新聞記事「『認知症薬に効果なし』仏保健省決断の衝撃」二〇一八年六月二七日

**（運動の効果）** Paul A. Adlard, Victoria M. Perreau, Viorela Pop, Carl W. Cotman による論文：Voluntary Exercise Decreases Amyloid Load in a Transgenic model of Alzheimer's Disease. 掲載誌 Journal of Neuroscience, vol. 25（2005）p 4217-4221

## 第3章

**（デフォルト・モード・ネットワーク）** Andreas Horn, Dirk Ostwald, Marco Reisert, Felix Blankenburg による論文：The structural-functional connectome and the default mode network of the human brain. 掲載誌 Neuroimage, vol. 102（2014）p 142-151

**（アルツハイマー病で活動が落ちる脳部位）** Benjamin Lam, Mario Masellis, Morris Freedman, Donald T. Stuss, Sandra E. Black による論文：Clinical, imaging, and pathological heterogeneity of the Alzheimer's disease syndrome. 掲載誌 Alzheimer's Research & Therapy, vol. 5（2013）p 1-14

**（ゴルトンの研究）** Francis Galton, F. R. S. による論文：Psychometric experiments. 掲載誌 Brain, vol. 2（1879）p 149-162

**（自己が脅かされたときに保守化する）** Claude M. Steele による論文：The psychology of self-affirmation: Sustaining the integrity of the self. 掲載誌 Advances in experimental social psychology, vol. 21（1988）p 261-302

（主体性の感覚と幸福）Ellen J. Langer による論文：The illusion of control. 掲載誌 Journal of Personality and Social Psychology, vol. 32（1975）p 311-328

（老人ホームの研究）Ellen J. Langer と Judith Rodin による論文：The effects of choice and enhanced personal responsibility for the aged: a field experiment in an institutional setting. 掲載誌 Journal of Personality and Social Psychology, vol. 34（1976）p 191-198

（アフォーダンス）『新版 アフォーダンス』佐々木正人著 岩波書店（二〇一五）

（目の見えない人の顔の記憶）『顔の科学』ジョナサン・コール著 茂木健一郎監訳 恩蔵絢子訳 PHP研究所（二〇一一）

## 第4章

（主体性の脳基盤）Chloë Farrer と Chris D. Frith による論文：Experiencing oneself vs another person as being the cause of an action: the neural correlates of the experience of agency. 掲載誌 Neuroimage, vol. 15（2002）p 596-603

（自己は簡単に他者と取り違える）Daniel M. Wegner による論文：The mind's best trick: how we experience conscious will. 掲載誌 Trends in Cognitive Sciences, vol. 7（2003）p 65-69

（ミラー・ニューロン）Giacomo Rizzolatti と Laila Craighero による論文：The mirror-neuron system. 掲載誌 Annual Review of Neuroscience, vol. 27（2004）p 169-192

（サリーとアン課題） Simon Baron-Cohen, Alan M. Leslie, Uta Frith による論文：Does the autistic child have a "theory of mind"? 掲載誌 Cognition, vol. 21（1985）p 37-46

（痛みの共感） Tania Singer, Ben Seymour, John O'Doherty, Holger Kaube, Raymond J. Dolan, Chris D. Frith による論文：Empathy for pain involves the affective but not sensory components of pain. 掲載誌 Science, vol. 303（2004）p 1157-1162

（記憶の外部化） Linda A. Henkel による論文：Point-and-shoot memories: the influence of taking photos on memory for a museum tour. 掲載誌 Psychological Science, vol. 25（2014）p 396-402

（ミルグラム実験）『服従の心理』スタンレー・ミルグラム著 山形浩生訳 河出書房新社（二〇一二）

（役割の問題）『エルサレムのアイヒマン――悪の陳腐さについての報告（新版）』ハンナ・アーレント著 大久保和郎訳 みすず書房（二〇一七）

（安楽死の問題、マルゴ） Raphael Cohen-Almagor による論文：First do no harm: euthanasia of patients with dementia in Belgium. 掲載誌 Journal of Medicine and Philosophy, vol. 41 (2016) p 74-89

（安楽死の問題、認知症の人々の内観） Marike E. de Boer, Cees M. P. M. Hertogh, Rose-Marie Dröes, Ingrid I. Riphagen, Cees Jonker, Jan A. Eefsting による論文：Suffering from dementia - the patient's perspective: a review of the literature. 掲載誌 International Psychogeriatrics, vol. 19（2007）p 1021-1039

（認知症は自己への脅威） Linda Clare による論文：Managing threats to self: awareness in early stage Alzheimer's disease. 掲載誌 Social Science & Medicine, vol. 57（2003）p 1017-1029

（アルツハイマー病の人々の社会的感受性） Virginia E. Sturm, Megan E. McCarthy, Ira Yun, Anita Madan, Joyce W. Yuan, Sarah R. Holley, Elizabeth A. Ascher, Adam L. Boxer, Bruce L. Miller, Robert W. Levenson による論文：Mutual gaze in Alzheimer's disease, frontotemporal and semantic dementia couples. 掲載誌 Social Cognitive and Affective Neuroscience, vol. 6（2011）p 359-367

（アルツハイマー病は最初が一番難しい）
Brian Draper, Carmelle Peisah, John Snowdon, Henry Brodaty による論文：Early dementia diagnosis and the risk of suicide and euthanasia. 掲載誌 Alzheimer's & Dementia, vol. 6（2010）p 75-82

『カントの生涯』ヤハマン著 木場深定訳 角川文庫（一九五三）

『呆けたカントに「理性」はあるか』大井玄著 新潮新書（二〇一五）

『The life of Immanuel Kant（1882）』J. H. W. Stuckenberg Amazon Digital Services LLC.（2011）

『「老いる」とはどういうことか』河合隼雄著 講談社＋α文庫（一九九七）

## 第5章

（人格変化） Sonya Laputz による記事：Caregiver Tips & Tools: Personality changes in Dementia. Alzheimer's Association, Number 30

（HMについて） Larry R. Squire と John T. Wixted による論文：The cognitive neuroscience of human memory since H. M.　掲載誌　Annual Review of Neuroscience, vol. 34（2011）p 259-288

**（感情は身体である）**『デカルトの誤り——情動、理性、人間の脳』アントニオ・R・ダマシオ著　田中三彦訳　ちくま学芸文庫（二〇一〇）

**（認知的不協和）** Keise Izuma, Madoka Matsumoto, Kou Murayama, Kazuyuki Samejima, Norihiro Sadato, Kenji Matsumoto による論文：Neural correlates of cognitive dissonance and choice-induced preference change.　掲載誌　Proceedings of the National Academy of Sciences of the United States of America, vol. 107（2010）p 22014-22019

**（第一印象の形成）** Janine Willis と Alexander Todorov による論文：First impressions: making up your mind after a 100-ms exposure to a face.　掲載誌　Psychological Science, vol. 17（2006）p 592-598.

**（フランス議会選挙、当選の一位と二位は子供が予測できる）** John Antonakis と Olaf Dalgas による論文：Predicting Elections: Child's Play!　掲載誌　Science, vol. 323（2009）p 1183

**（盲視）** John C. Marshall と Peter W. Halligan による論文：Blindsight and insight in visuo-spatial neglect.　掲載誌　Nature, vol. 336（1988）p 766-767

**（胃瘻）**『呆けたカントに「理性」はあるか』大井玄著　新潮新書（二〇一五）

**（蜂の正解率）** Martin Giurfa, Shaowu Zhang, Arnim Jenett, Randolf Menzel, Mandyam V. Srinivasan による論文：The concepts of 'sameness' and 'difference' in an insect.　掲載誌　Nature, vol. 410（2001）p 930-933

**（多重知能理論）**『ＭＩ：個性を生かす多重知能の理論』ハワード・ガードナー著　松村暢隆訳　新曜社（二〇〇一）

**（ＥＱ）**『ＥＱ――こころの知能指数』ダニエル・ゴールマン著　土屋京子訳　講談社＋α文庫（一九九八）

**（グループとしての成績）** Anita Williams Woolley, Christopher F. Chabris, Alex Pentland, Nada Hashmi, Thomas W. Malone による論文：Evidence for a collective intelligence factor in the performance of human groups.　掲載誌　Science, vol. 330（2010）p 686-688

**（絶望的状況での感情）** Susan Folkman と Judith T. Moskowitz による論文：Stress, positive emotion, and coping.　掲載誌　Current Directions in Psychological Science, vol. 9（2000）p 115-118

**（心の安全の確保）**『母と子のアタッチメント――心の安全基地』ジョン・ボウルビィ著　二木武監訳　医歯薬出版（一九九三）

# 文庫版あとがき　その後の母と私

認知症になっても「その人らしさ」は残っている、というのがこの本の結論だった。本を出していただいたのが、二〇一八年の秋。その結論は三年経った今でも変わらない。

認知症に対して私たちが恐怖を感じるとしたら、「能力」を重んじすぎるからだと思う。赤ちゃんの頃は何もできなくて、次第に立てるようになり、言葉を覚え、学校に入り、人との関わりを知り、仕事ができるようになる……というように、年齢と共に能力が上がり続けていくイメージを私たちはどうしても持っている。だから、その上り調子が、病気や、老化で崩れてしまうことが怖くなる。ときに、能力がなければこの社会の中では価値がない、というような、ひどい思い込みまでする。

しかし、私たちの根底には、能力とは別の「感情」という流れがある。そちらの方こそ、「その人らしさ」をつくっている。能力でなく、感情を見る努力をすると、認知症は怖くなくなる、そんな話をしてきたつもりだ。

しかし認知症は進行性の病気である。だからもちろんこの三年間で、母にもたくさんの変化があった。

今では一緒に台所に立って料理をすることは難しくなった。今母は、私が台所にいると、見にやってくる。何かやりたそうに見えるので、「これを切ってみる？」とすすめるのだが、やろうとしない。その代わり、「せっかく台所に来たから手を洗ってみる？」と言うと、洗うし、料理で使ったスライスチーズの包み紙など、「これを捨ててくれる？」と言うと、「やってあげるよ」と言って捨ててくれる。複雑なことはやろうとしないが、母は何かできると満足するのか、居間の方へ戻っていく。元気があるときは、数回行き来する。とにかく台所の私が気がかり、ということは確かで、このような愛情は変わらず、これさえ感じられれば、私は大丈夫だ、と思っている。

しかし、この三年間、全く問題なく暮らしてきたかといえば、そんなことはない。

今母は、週三回デイサービスに通い、土日はショートステイで一泊してくる。ショートステイに行くようになったのは、二〇二〇年年末からで、母が毎朝とても早い時間に目を覚まして、「今日はどうするの？」「まだ起きなくていいの？」と父をせっつくので、父がぐっすりと好きに眠ることができなくなり、体調を崩したので、週に一度は、別々に眠る時間をつくったのだった。

私は私で、やはり二〇二〇年年末から数ヶ月、燃え尽き症候群のようになっていた。その頃、母がトイレの失敗をときどきするようになっていて、私は驚いた顔をしないように、怒ったりしないように、と自分の感情をコントロールして必死で対応していた。しかし、ある日、両親のために夕食を作らなくては、と仕事から急いで帰ってきて、そうやって作った料理に、母が全く手を付けてくれなかったことがあった。小さな出来事だけれども、追いつめられていたのだろう。「こんなに一生懸命やっているのに、私の気持ちは拾われない。もう無理だ」と思った。感情を見る努力が大切だ、と言ったが、やりすぎてしまうと問題らしい。しばらく母から離れ、自分の時間を取った。

母らしさはずっと残っている。だからあれから恐怖を感じたことは一度もない。しかし問題がないわけではなくて、このように、新しい問題が現れたら、その対策を考えて適応しなおす、ということをし続けてきた。

今の問題は、母の独り言と、貧乏揺すりである。

昔の思い出が鮮やかに蘇って、それを急に語り出す、ということはほとんどなくなり、今母は独り言を言っている。しかもそれは大体ネガティブな内容で、同じ言葉のくり返しだ。「先生がね」とか「おかあさんがね」というような昔の思い出を話し出すそぶりをするのだが、「先生がね、『もういいんじゃない』って言ったからね、もう行きましょう」。そうやって豊かな内容のある思い出というよりは、「もういいんだって」という言葉をくり返すのだ。そんなときは大体母は目をつぶっていたり、下の方を向いていたりして、「今ここ」の現実には全く注意がいっていない様子である。

家で居間に座っているしかないときは、くり返し「もういいんだって」と言いながら、貧乏揺すりをしている。そして、私や父の注意が逸れているときに、母はときどき一人で外に出ていくことがある。


母はどういう気持ちなのだろうと思い巡らしていて、こんなことを思い出した。動物園の動物たちは、その動物にとって、狭すぎたり、刺激が少なすぎたり、環境が乏しいと、空間内を行ったり来たりして、うろつくという。あるいは、自分を引っ掻くことをくり返して、はげを作ってしまうという。

肉食獣の王様、あるライオンの、一番の好物が鹿の肉だとする。それで「おまえは鹿の肉が好きなんだね」「では好きなだけ食べてくれ」と毎日鹿の肉をやるとする。好物を決まった時間に、決まった餌置き場へ置くことが、餓えと無縁で、親切なことだと私たちは思ってしまうかもしれない。しかし、それだと彼ら・彼女らは柵内を落ち着きなく動き回るようになるのである。

肉食獣は本来ならば、広大な空間を走り回って狩りをする。その日何がいるかわからないし、数日何にも出会えない可能性もある。そういう中で自分が獲物をつかまえることが喜びなのだ。変化があることが大事で、毎日同じ場所で同じものを食べるという状況は、たとえ一番の好物であっても、苦痛になってしまう。

母の貧乏揺すりを見ていて、本当にその人のことを考えるというのは、どういうことだろう？　という疑問が頭の中に湧いてきた。

この人はこういうものを好きだったよね、と過去を参照し、そこから推測できるものだけで毎日を満たしていくのでいいのだろうか？

両親は毎日お昼を近所のファミレスに食べに行く。母は、メニューの中から自由に選ぶことができないので、父は選択肢を二つに絞って聞くらしい。「母のこれまでの人生からすると、刺身はあまり食べることはないだろう、だから刺身定食の欄は無視すればよい」という感じで、大体とんかつか、おそばになるらしい。

二択なら母は選べる。そのおかげでスムーズにお昼ご飯を食べてくるのだが、あまりに同じ生活のくり返しだから、母は下を向いて、何も見なくなっているのではないか？

ファミレスだけではない。今母に話しかけるとき、私は、イエスかノーかで答えられる質問をしている。恋愛相談など複雑な話はしない。仕事の悩みも打ち明けない。もちろん複雑な話は、文脈が正しく伝わらず、お互いの負担になると思うからしないのだけれども、母はそれで人間として扱われている気がするのだろうか？

二択か、まったくの制限なしか。その間には、探索すべき広大な空間があるように思った。

認知症を持つ母にどうしたら「自由」を用意できるだろうか?

そしてそれは、私自身の自由を考えることでもあるようだ。認知症と人間の自由の問題、これが今の私の関心事である。

二〇二一年十月

恩蔵絢子

本書は二〇一八年一〇月、単行本として小社より刊行されました。

# 脳科《のうか》学者《がくしゃ》の母《はは》が、認知症《にんちしょう》になる

記憶《きおく》を失《うしな》うと、その人《ひと》は
〝その人《ひと》〟でなくなるのか？

二〇二一年一二月二〇日　初版発行
二〇二三年一二月三〇日　3刷発行

著　者　恩蔵絢子《おんぞうあやこ》

発行者　小野寺優
発行所　株式会社河出書房新社
〒一五一-〇〇五一
東京都渋谷区千駄ヶ谷二-三二-二
電話〇三-三四〇四-八六一一（編集）
〇三-三四〇四-一二〇一（営業）
https://www.kawade.co.jp/

ロゴ・表紙デザイン　粟津潔
本文フォーマット　佐々木暁
本文組版　株式会社キャップス
印刷・製本　中央精版印刷株式会社



Printed in Japan　ISBN978-4-309-41858-2

## 脳が最高に冴える快眠法

茂木健一郎　41575-8

仕事や勉強の効率をアップするには、快眠が鍵だ！　睡眠の自己コントロール法や“記憶力”“発想力”を高める眠り方、眠れない時の対処法や脳を覚醒させる戦略的仮眠など、脳に効く茂木式睡眠法のすべて。

## 結果を出せる人になる!「すぐやる脳」のつくり方

茂木健一郎　41708-0

一瞬で最良の決断をし、トップスピードで行動に移すには“すぐやる脳”が必要だ。「課題変換」「脳内ダイエット」など31のポイントで、“ぐずぐず脳”が劇的に変わる！　ベストセラーがついに文庫化！

## 脳はいいかげんにできている

デイヴィッド・J・リンデン　夏目大〔訳〕　46443-5

脳はその場しのぎの、場当たり的な進化によってもたらされた！　性格や知能は氏か育ちか、男女の脳の違いとは何か、などの身近な疑問を説明し、脳にまつわる常識を覆す！　東京大学教授池谷裕二さん推薦！

## 直感力を高める　数学脳のつくりかた

バーバラ・オークリー　沼尻由起子〔訳〕　46719-1

脳はすごい能力を秘めている！「長時間学習は逆効果」「視覚化して覚える」「運動と睡眠を活用する」等々、苦手な数学を克服した工学教授が科学的に明らかにする、最も簡単で効果的かつ楽しい学習法！

## 触れることの科学

デイヴィッド・J・リンデン　岩坂彰〔訳〕　46489-3

人間や動物における触れ合い、温かい／冷たい、痛みやかゆみ、性的な快感まで、目からウロコの実験シーンと驚きのエピソードの数々。科学界随一のエンターテイナーが誘う触覚＝皮膚感覚のワンダーランド。

## 快感回路

デイヴィッド・J・リンデン　岩坂彰〔訳〕　46398-8

セックス、薬物、アルコール、高カロリー食、ギャンブル、慈善活動……数々の実験とエピソードを交えつつ、快感と依存のしくみを解明。最新科学でここまでわかった、なぜ私たちはあれにハマるのか？

## 人間はどこまで耐えられるのか

フランセス・アッシュクロフト　矢羽野薫〔訳〕　46303-2

死ぬか生きるかの極限状況を科学する！　どのくらい高く登れるか、どのくらい深く潜れるか、暑さと寒さ、速さなど、肉体的な「人間の限界」を著者自身も体を張って果敢に調べ抜いた驚異の生理学。

## 偉人たちのあんまりな死に方

ジョージア・ブラッグ　梶山あゆみ〔訳〕　46460-2

あまりにも悲惨、あまりにもみじめ……。医学が未発達な時代に、あの世界の偉人たちはどんな最期を遂げたのか？　思わず同情したくなる、知られざる事実や驚きいっぱいの異色偉人伝！

## FBI捜査官が教える「しぐさ」の心理学

ジョー・ナヴァロ／マーヴィン・カーリンズ　西田美緒子〔訳〕　46380-3

体の中で一番正直なのは、顔ではなく脚と足だった！「人間ウソ発見器」の異名をとる元敏腕FBI捜査官が、人々が見落としている感情や考えを表すしぐさの意味とそのメカニズムを徹底的に解き明かす。

## 生き抜くための整体

片山洋次郎　41728-8

日常の癖やしぐさを見直し、身体と心をゆるめるための一冊。日々のストレスを自分でほぐす16のメソッドも掲載。深い呼吸をもたらし、生きることが心地よくなる。一生使える、身体感覚の磨き方。

## 顔は口ほどに嘘をつく

ポール・エクマン　菅靖彦〔訳〕　46481-7

人間の顔は、驚くほど多くのことを語っている！　感情とその表現研究の第一人者が、相手の本当の感情を読み、自分の嘘や感情をコントロールする技術を教える、明日から使える画期的指南書！

## ヴァギナ　女性器の文化史

キャサリン・ブラックリッジ　藤田真利子〔訳〕　46351-3

男であれ女であれ、生まれてきたその場所をもっとよく知るための、必読書！　イギリスの女性研究者が幅広い文献・資料をもとに描き出した革命的な一冊。図版多数収録。

## 精子戦争　性行動の謎を解く

ロビン・ベイカー　秋川百合〔訳〕　46328-5

精子と卵子、受精についての詳細な調査によって得られた著者の革命的な理論は、全世界の生物学者を驚かせた。日常の性行動を解釈し直し、性に対する常識をまったく新しい観点から捉えた衝撃作！

## 解剖学個人授業

養老孟司／南伸坊　41314-3

「目玉にも筋肉がある？」「大腸と小腸、実は同じ!!」「脳にとって冗談とは？」「人はなぜ解剖するの？」……人体の不思議に始まり解剖学の基礎、最先端までをオモシロわかりやすく学べる名・講義録！

## イヴの七人の娘たち

ブライアン・サイクス　大野晶子〔訳〕　46707-8

母系でのみ受け継がれるミトコンドリアＤＮＡを解読すると、国籍や人種を超えた人類の深い結びつきが示される。遺伝子研究でホモ・サピエンスの歴史の謎を解明し、私たちの世界観を覆す！

## アダムの運命の息子たち

ブライアン・サイクス　大野晶子〔訳〕　46709-2

父系でのみ受け継がれるＹ染色体遺伝子の生存戦略が、世界の歴史を動かしてきた。地球生命の進化史を再検証し、人類の戦争や暴力の背景を解明。さらには、衝撃の未来予測まで語る！

## 生命科学者たちのむこうみずな日常と華麗なる研究

仲野徹　41698-4

日本で最もおもろい生命科学者が、歴史にきらめく成果をあげた研究者を18名選りすぐり、その独創的で、若干むちゃくちゃで、でも見事な人生と研究内容を解説する。「『超二流』研究者の自叙伝」併録。

## 生命とリズム

三木成夫　41262-7

「イッキ飲み」や「朝寝坊」への宇宙レベルのアプローチから「生命形態学」の原点、感動的な講演まで、エッセイ、論文、講演を収録。「三木生命学」のエッセンス最後の書。

## 内臓とこころ

三木成夫　41205-4

「こころ」とは、内蔵された宇宙のリズムである……子供の発育過程から、人間に「こころ」が形成されるまでを解明した解剖学者の伝説的名著。育児・教育・医療の意味を根源から問い直す。

## 世界一やさしい精神科の本

斎藤環／山登敬之　41287-0

ひきこもり、発達障害、トラウマ、拒食症、うつ……心のケアの第一歩に、悩み相談の手引きに、そしてなにより、自分自身を知るために——。一家に一冊、はじめての「使える精神医学」。

## 服従の心理

スタンレー・ミルグラム　山形浩生〔訳〕　46369-8

権威が命令すれば、人は殺人さえ行うのか？　人間の隠された本性を科学的に実証し、世界を震撼させた通称〈アイヒマン実験〉——その衝撃の実験報告。心理学史上に輝く名著の新訳決定版。

## 心理学化する社会

斎藤環　40942-9

あらゆる社会現象が心理学・精神医学の言葉で説明される「社会の心理学化」。精神科臨床のみならず、大衆文化から事件報道に至るまで、同時多発的に生じたこの潮流の深層に潜む時代精神を鮮やかに分析。

## 生きるための哲学

岡田尊司　41488-1

生きづらさを抱えるすべての人へ贈る、心の処方箋。学問としての哲学ではなく、現実の苦難を生き抜くための哲学を、著者自身の豊富な臨床経験を通して描き出した名著を文庫化。

## 顔面考

春日武彦　40969-6

顔には常にいかがわしさがつきまとう。だからこそ、人は古来、奇態な想像力を発揮しつづけてきた——。博覧強記の精神科医が、比類なき視座から綴ってみせた、前人未到の〈顔〉論にして、世紀の奇書。

## 生物はなぜ誕生したのか

ピーター・ウォード／ジョゼフ・カーシュヴィンク　梶山あゆみ〔訳〕 46717-7

生物は幾度もの大量絶滅を経験し、スノーボールアースや酸素濃度といった地球環境の劇的な変化に適応することで進化しつづけてきた。宇宙生物学と地球生物学が解き明かす、まったく新しい生命の歴史！

## 犬の愛に嘘はない　犬たちの豊かな感情世界

ジェフリー・M・マッソン　古草秀子〔訳〕 46319-3

犬は人間の想像以上に高度な感情——喜びや悲しみ、思いやりなどを持っている。それまでの常識を覆し、多くの実話や文献をもとに、犬にも感情があることを解明し、その心の謎に迫った全米大ベストセラー。

## 犬はあなたをこう見ている

ジョン・ブラッドショー　西田美緒子〔訳〕 46426-8

どうすれば人と犬の関係はより良いものとなるのだろうか？　犬の世界には序列があるとする常識を覆し、動物行動学の第一人者が科学的な視点から犬の感情や思考、知能、行動を解き明かす全米ベストセラー！

## 植物はそこまで知っている

ダニエル・チャモヴィッツ　矢野真千子〔訳〕 46438-1

見てもいるし、覚えてもいる！　科学の最前線が解き明かす驚異の能力！視覚、聴覚、嗅覚、位置感覚、そして記憶——多くの感覚を駆使して高度に生きる植物たちの「知られざる世界」。

## この世界が消えたあとの　科学文明のつくりかた

ルイス・ダートネル　東郷えりか〔訳〕 46480-0

ゼロからどうすれば文明を再建できるのか？　穀物の栽培や紡績、製鉄、発電、電気通信など、生活を取り巻く科学技術について知り、「科学とは何か？」を考える、世界十五カ国で刊行のベストセラー！

## この世界を知るための　人類と科学の400万年史

レナード・ムロディナウ　水谷淳〔訳〕 46720-7

人類はなぜ科学を生み出せたのか？　ヒトの誕生から言語の獲得、古代ギリシャの哲学者、ニュートンやアインシュタイン、量子の奇妙な世界の発見まで、世界を見る目を一変させる決定版科学史！

## 人類が絶滅する6のシナリオ

フレッド・グテル　夏目大〔訳〕　46454-1

明日、人類はこうして絶滅する！　スーパーウイルス、気候変動、大量絶滅、食糧危機、バイオテロ、コンピュータの暴走……人類はどうすれば絶滅の危機から逃れられるのか？

## 感染地図

スティーヴン・ジョンソン　矢野真千子〔訳〕　46458-9

150年前のロンドンを「見えない敵」が襲った！　大疫病禍の感染源究明に挑む壮大で壮絶な実験は、やがて独創的な「地図」に結実する。スリルあふれる医学＝歴史ノンフィクション。

## 「科学者の楽園」をつくった男

宮田親平　41294-8

所長大河内正敏の型破りな采配のもと、仁科芳雄、朝永振一郎、寺田寅彦ら傑出した才能が集い、「科学者の自由な楽園」と呼ばれた理化学研究所。その栄光と苦難の道のりを描き上げる傑作ノンフィクション。

## こころとお話のゆくえ

河合隼雄　41558-1

科学技術万能の時代に、お話の効用を。悠長で役に立ちそうもないものこそ、深い意味をもつ。深呼吸しないと見落としてしまうような真実に気づかされる五十三のエッセイ。

## 言葉の誕生を科学する

小川洋子／岡ノ谷一夫　41255-9

人間が“言葉”を生み出した謎に、科学はどこまで迫れるのか？　鳥のさえずり、クジラの泣き声……言葉の原型をもとめて人類以前に遡り、人気作家と気鋭の科学者が、言語誕生の瞬間を探る！

## ペンギンが教えてくれた物理のはなし

渡辺佑基　41760-8

ペンギン、アザラシ、アホウドリ……計り知れない世界を生きる動物に記録機器を付ける「バイオロギング」が明かす驚きの姿とは？　第68回毎日出版文化賞受賞作。若き生物学者、圧巻のフィールドワーク！

## すごい物理学講義

カルロ・ロヴェッリ　竹内薫監／栗原俊秀〔訳〕 46705-4

わたしたちは、こんな驚きの世界に生きている！　これほどわかりやすく、これほど感動的に物理のたどった道と最前線をあらわした本はなかった！　最新物理のループ量子重力理論まで。

## すごい物理学入門

カルロ・ロヴェッリ　竹内薫監／関口英子〔訳〕 46723-8

『すごい物理学講義』や『時間は存在しない』で世界的にベストセラーを誇る天才物理学者ロヴェッリの最初の邦訳書、ついに文庫化。難解な物理学の全容を世界一わかりやすく説明した名著。

## 14歳からの宇宙論

佐藤勝彦　益田ミリ〔マンガ〕 41700-4

アインシュタインの宇宙モデル、ブラックホール、暗黒エネルギー、超弦理論、100兆年後の未来……138億年を一足飛びに知る宇宙入門の決定版。益田ミリによる漫画「138億年の向こうへ」も収録！

## 宇宙と人間　七つのなぞ

湯川秀樹 41280-1

宇宙、生命、物質、人間の心などに関する「なぞ」は古来、人々を惹きつけてやまない。本書は日本初のノーベル賞物理学者である著者が、人類の壮大なテーマを平易に語る。科学への真摯な情熱が伝わる名著。

## 世界一素朴な質問、宇宙一美しい答え

ジェンマ・エルウィン・ハリス〔編〕　西田美緒子〔訳〕　タイマタカシ〔絵〕 46493-0

科学、哲学、社会、スポーツなど、子どもたちが投げかけた身近な疑問に、ドーキンス、チョムスキーなどの世界的な第一人者はどう答えたのか？　世界18カ国で刊行の珠玉の回答集！

## 「雲」の楽しみ方

ギャヴィン・プレイター＝ピニー　桃井緑美子〔訳〕 46434-3

来る日も来る日も青一色の空だったら人生は退屈だ、と著者は言う。豊富な写真と図版で、世界のあらゆる雲を紹介する。英国はじめ各国でベストセラーになったユーモラスな科学読み物。